脳が喜ぶ
9つの習慣

老化を予防し若返る！

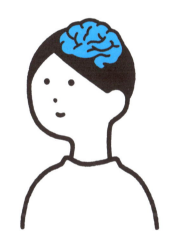

諏訪東京理科大学特任教授
篠原菊紀 監修

ナツメ社

はじめに

褒め方ひとつで脳の成長や伸び方は変わります。スタンフォード大学の心理学者、キャロル・ドゥエックらは、小学5年生４００人余りを対象に面白い実験をしています。この結果は小学生だけでなく、中高年にも、高齢者にも当てはまるのでご紹介します。

彼女らは、子どもたちに比較的簡単な図形パズル問題を与えました。実はこのパズルは図形型のＩＱテストなので賢さを調べる指標にもなります。そして、パズル終了後、子どもたちに点数を伝え、褒めました。このとき、褒め方を二つのパターンに分けました。半分の子どもには、「わあ、90点だ。あなたは頭がいいんだね」といった具合に、賢さ、その子がもともと持っている能力や、素質を褒めます。一方、残りの半分の子どもには、「すごい！　90点だ。一生懸命やったね」などと、努力や直近の行動を褒めます。それから、二種類のパズルを与え、どちらでも好きなほうをやりなさいと伝えます。一方は、最初のパズルより難しいけれど、やればとても勉強になるパズル。もう一方は、最初のものと同じように楽にできるパズルです。そうすると、賢さを褒められた子どものほとんどが、楽にできるほうを選びました。一方で、努力を褒められた子どもの九割近くが、難しいパズル問題にチャレンジしたそうです。

努力を褒められると、さらに努力を認められようと難問にチャレンジする。賢さを褒められると、自分を賢く見せるために、あるいは、賢いという評価を守るために、間違うのを恐れるようになる。これがドゥエックらの解釈です。そして、この一連の実験の結果、努力を褒められた子どもたちのほうが、ＩＱテストの成績は伸びました。

「努力で何とかなる」、そう思う心構えを「成長マインドセット」といいます。「世の中、素質や生まれで決まる」、そう思う心構えを「固定マインドセット」といいます。もう年だ、もう伸びない、と思わず、本書で紹介する脳が喜ぶ９つの習慣を続けてください。その努力を褒めてください。

また、「私はワクワクしている」「興奮するなあ」「（自分に対して）ワクワクしなさい」「のってるぜ！」などとセルフトークすると、快感ややる気に関わるドーパミン系が働きやすくなります。するとドーパミンが海馬に働いて記憶力アップ、運動関連野に働いてスキルアップが起きやすくなります。９つの習慣も「ワクワクするなあ」「面白いなあ」と言いながら実践しましょう。

やる気に関わる線条体《せんじょうたい》は、行動の開始や持続に関わるとともに、その腹側にドーパミンの影響を強く受ける側坐核《そくざかく》を持っています。ある行動をしたときに、「楽しいなあ」「またやりたいなあ」と側坐核を刺激すると、線条体で行動とやる気が結びつきます。すると次に行動を起こそうとするとき、線条体が予測的に活性化します。これが「やる気」です。ワクワクしながら９つの習慣にチャレンジしましょう。その行動が終わったときも「ああ楽しかった」といいましょう。

公立諏訪東京理科大学特任教授　篠原菊紀

『脳が喜ぶ9つの習慣　老化を予防し若返る！』

もくじ

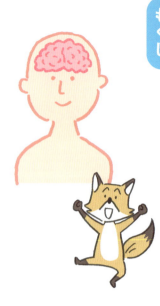

プロローグ

習慣 1 日常で〝脳トレ〟を見つける

やり方次第で家事でも脳は鍛えられる

習慣 2 1日1分でもいいから運動する

筋トレや有酸素運動で認知機能が向上

習慣 3 質のいい眠りで脳を休ませる

睡眠の過不足が認知症のリスクを高める

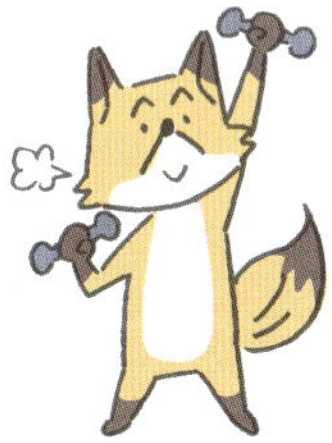

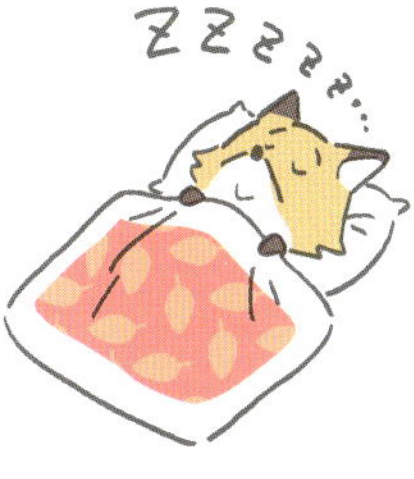

習慣 4

魚や野菜を中心に食べる

バランスのいい食生活が認知症予防になる

習慣 5

自分の時間を楽しむ

余暇活動は認知症の発症リスクに影響する

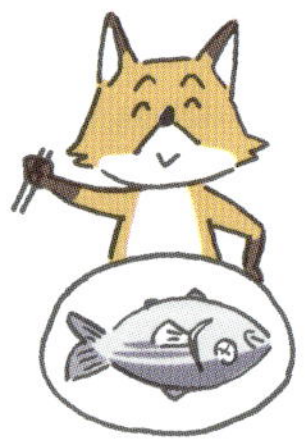

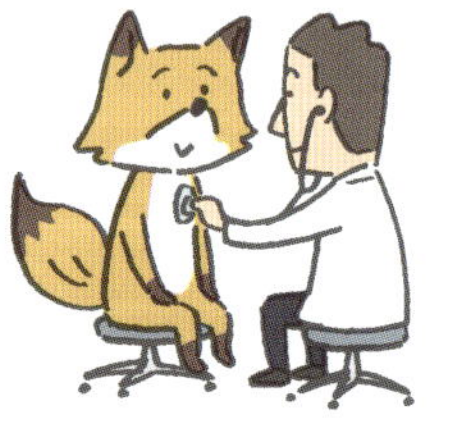

習慣 6

全身の健康管理を意識する

生活習慣病、虫歯や難聴が認知機能に影響

習慣 7
人との交流を大切にする
➡人や社会との関わりが脳への刺激になる

習慣 8
ストレスをコントロールする
➡脳に余裕を持たせてあげる

習慣 9
〝脳にいい言葉〟を口にする
➡言葉にすると脳はだまされる

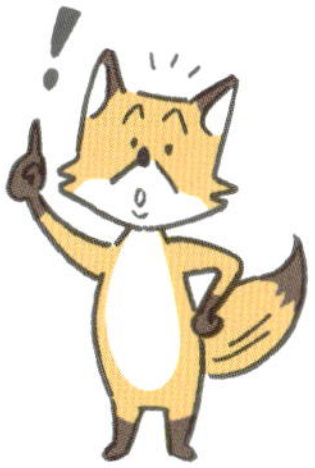

実は、年齢を重ねれば重ねるほど
脳は「成長」している

加齢で衰える知能がある
一方で伸びる知能もある

「歳をとったら脳って衰えていくばかりなんでしょ？」

そう悲観している人は多いかもしれませんが、実は大きな間違い。**年齢を重ねて衰える脳の機能があるのも確かに事実ですが、一方で年齢を重ねて伸びる脳の機能もあるのです。**

年齢を重ねたからこその“蓄え”が脳にはある

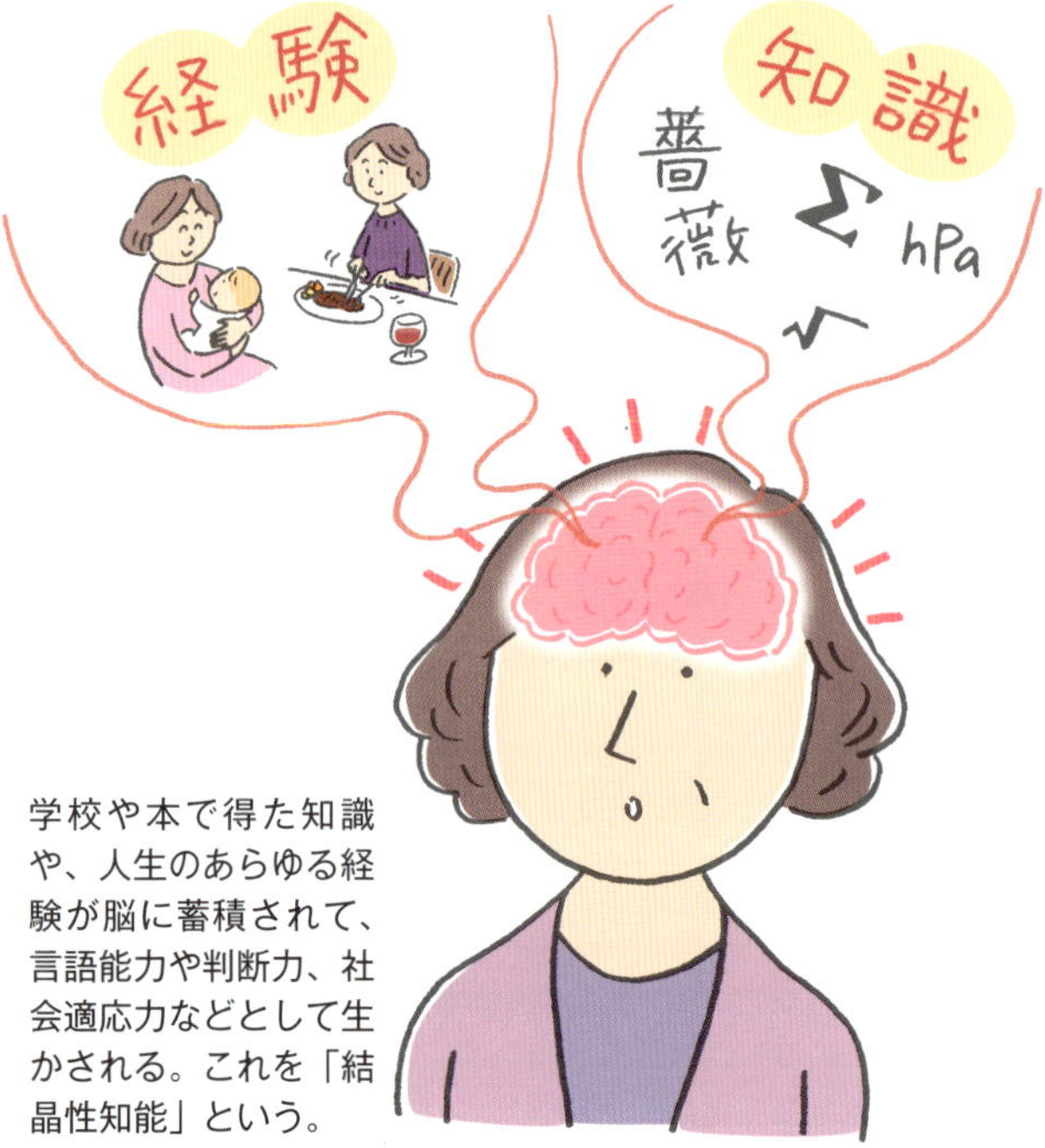

学校や本で得た知識や、人生のあらゆる経験が脳に蓄積されて、言語能力や判断力、社会適応力などとして生かされる。これを「結晶性知能」という。

■ 加齢に伴う知能の変化

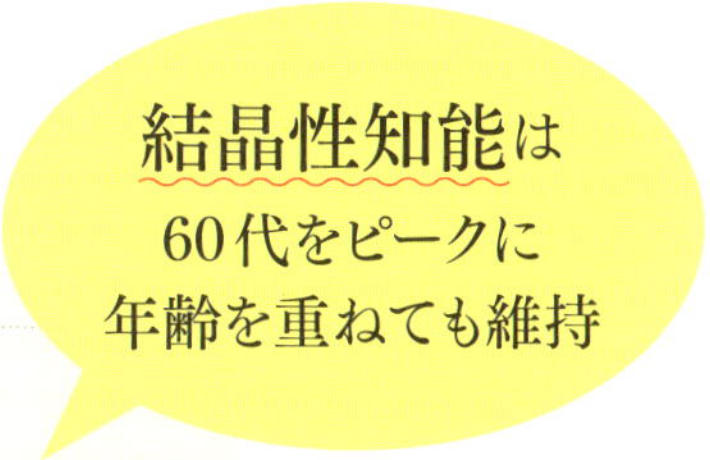
結晶性知能は
60代をピークに
年齢を重ねても維持

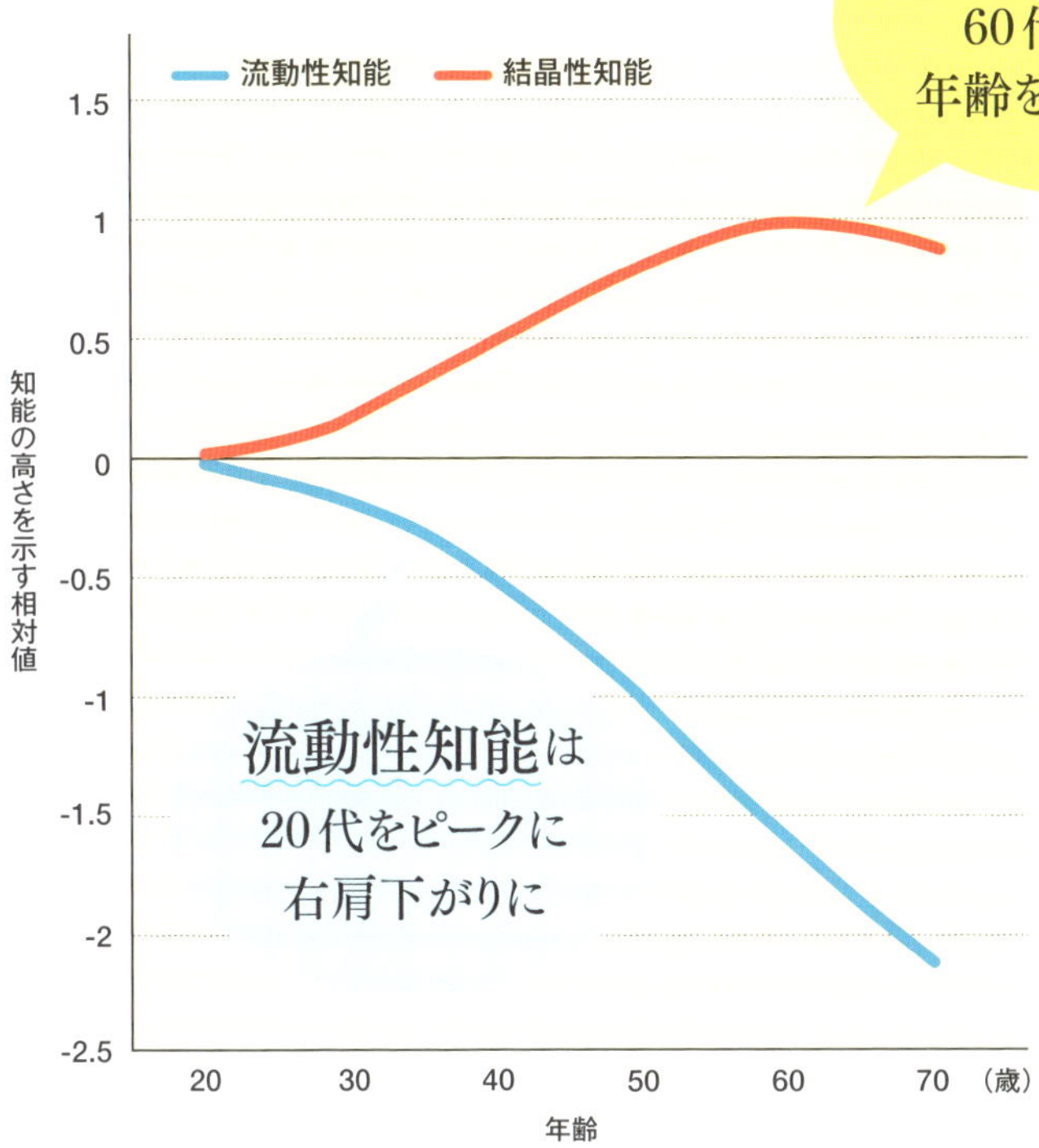
流動性知能
結晶性知能
1.5
1
0.5
0
-0.5
-1
-1.5
-2
-2.5
知能の高さを示す相対値
20
30
40
50
60
70
（歳）
年齢
流動性知能は
20代をピークに
右肩下がりに

（以下の２つの論文を基に監修者が作成した図を改変：
Horn JL, et al. Acta Psychol(Amst). 1967;26(2):107-29.
Baltes PB, et al. American Psychologist, 2000 Jan; 55(1):122-36.）

脳って
衰えるばかりじゃ
ないんだね

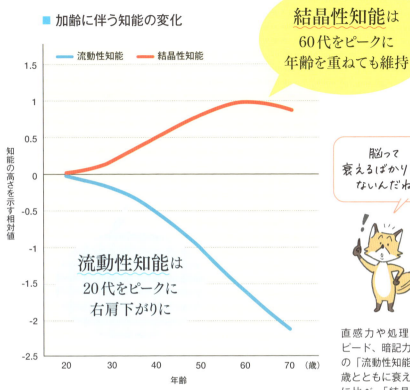

直感力や処理のスピード、暗記力などの「流動性知能」が歳とともに衰えるのに比べ、「結晶性知能」は歳とともに伸びる。

知能は、「流動性知能」「結晶性知能」の2つに分けられます。「流動性知能」とは、その場その場で新しい情報を記憶・処理して目の前のことに対処するような能力です。これは若い人の得意分野で、20代以降は徐々に衰えていきます。

一方で、**もう1つの「結晶性知能」こそが年齢を重ねたからこそ伸びる知能。それまで培ってきた知恵や知識、経験に裏打ちされた言語能力や判断力など、いわゆる〝年の功〟のことです。**

まずは自身の経験豊富な脳の可能性を信じることが、脳を喜ばせる第一歩と心得てください。

そもそも脳の働きって？ 老化しやすい脳の部位はある？

脳は生命の維持や運動、知的活動をコントロールする

脳は大きく分けて「大脳」「小脳」「脳幹」の3つの部位に分けられる。

大脳

人間の脳の大部分を占める部位。主に、話す、考える、記憶する、などの知的活動をコントロールする役割がある。

小脳

後頭部にぶら下がるようについている部位。主に、歩く、バランスをとる、姿勢を維持するなど運動をコントロールする役割がある。

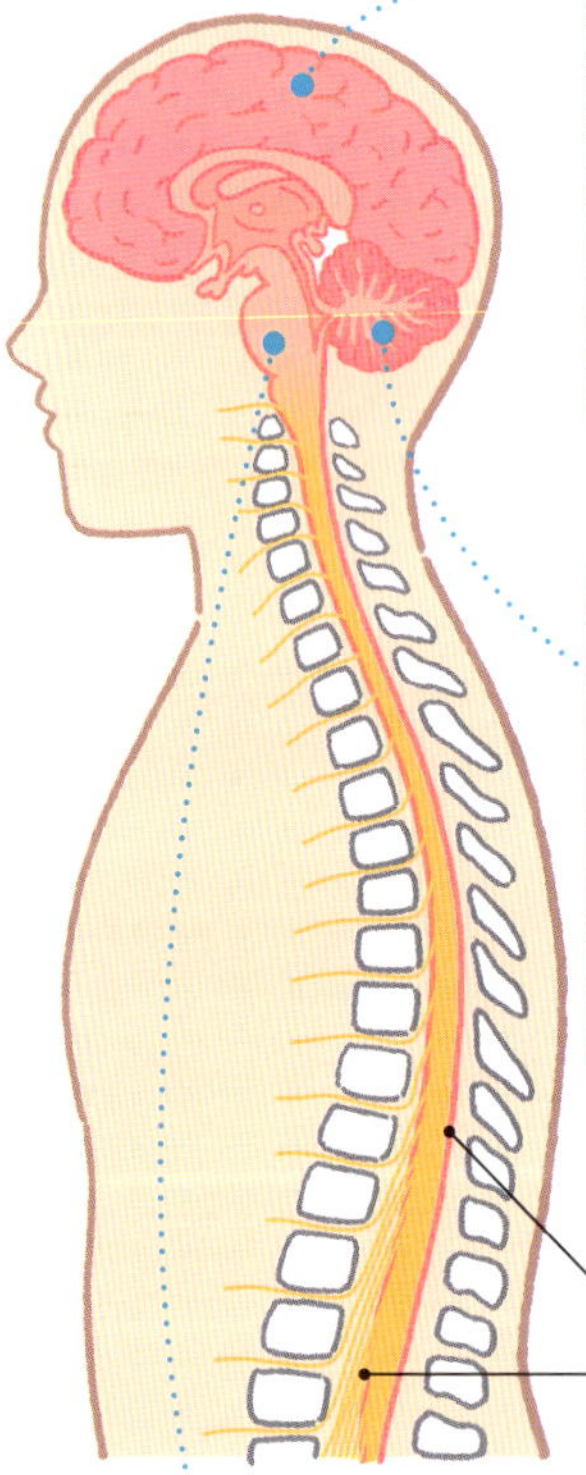

脳幹

大脳と脊髄をつなぐ部位。呼吸や心拍など生きるための基本的な機能や、食欲・睡眠欲などの本能の働きを司っている。

物忘れの原因になる「前頭前野」「海馬」の老化

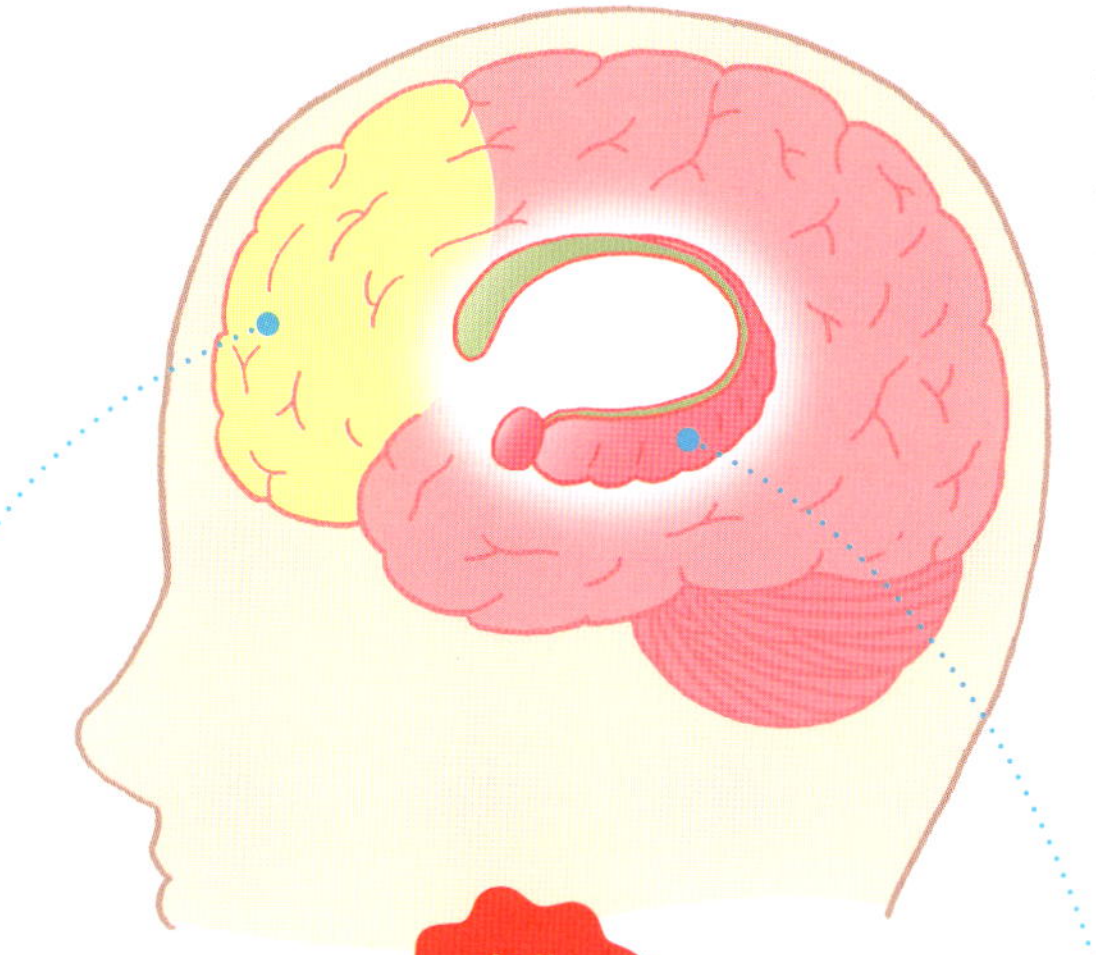

大脳の「前頭前野」と「海馬」は年齢とともに衰えやすく、それが物忘れの原因になる。

老化しやすい

前頭前野《ぜんとうぜんや》

おでこのすぐ裏あたりに位置。脳内の情報を統合して思考し、意思決定や行動のコントロールをする役割を持つ。40 ～ 50 代から衰えやすくなる。

老化しやすい

海馬《かいば》

記憶に関わる部位。新しい記憶を保存したり、必要に応じて取り出したりといった作業をする役割がある。年齢とともに萎縮しやすい。

前頭前野や海馬の老化予防が脳を喜ばすカギ

脳は、生きていくのに必要なさまざまな機能をコントロールする体の司令塔です。

加齢とともに脳は萎縮しますが、**特に大脳の「前頭前野」「海馬」は衰えやすい部位**。この２つは短期の記憶に関わっていて、**衰えると物忘れの原因になります**。流動性知能（↓P８）に関わる部位でもあります。

ただ、あきらめる必要はありません。**前頭前野や海馬は、刺激を与えれば鍛えられることがわかっています**。

「名前が出てこない…」に必ずしも悩む必要はない理由

「歳のせいだ」と嘆く前に“再学習”をしよう

加齢によって脳が衰えて物忘れをしてしまうということは確かにあること。**ですが、何でも歳のせいにするのは考えものです。**

「この間、知り合ったあの人の名前は何ていうんだっけ？」

「中学生のときに習った数学のあの公式は何だったかな？」

復習しなければ忘れるのは当たり前

■ エビングハウスの忘却曲線

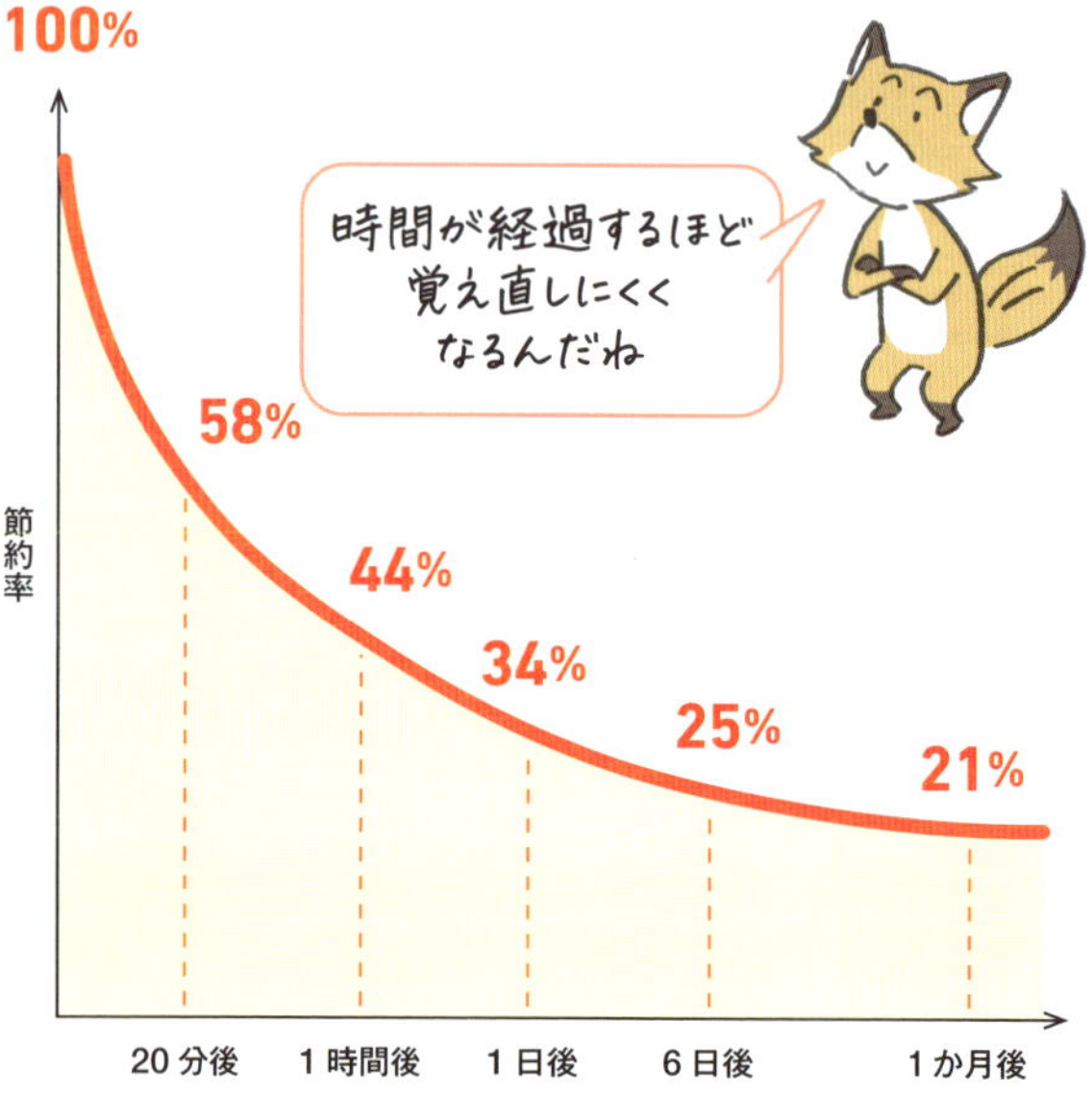
100%
58%
44%
34%
25%
21%
節約率
20分後
1時間後
1日後
6日後
1か月後
時間が経過するほど
覚え直しにくく
なるんだね

有名なドイツの心理学者エビングハウスによる時間経過に伴う記憶の変化の研究。時間が経過したとき、覚え直すのにどれだけの時間や回数が節約されるかを示している。

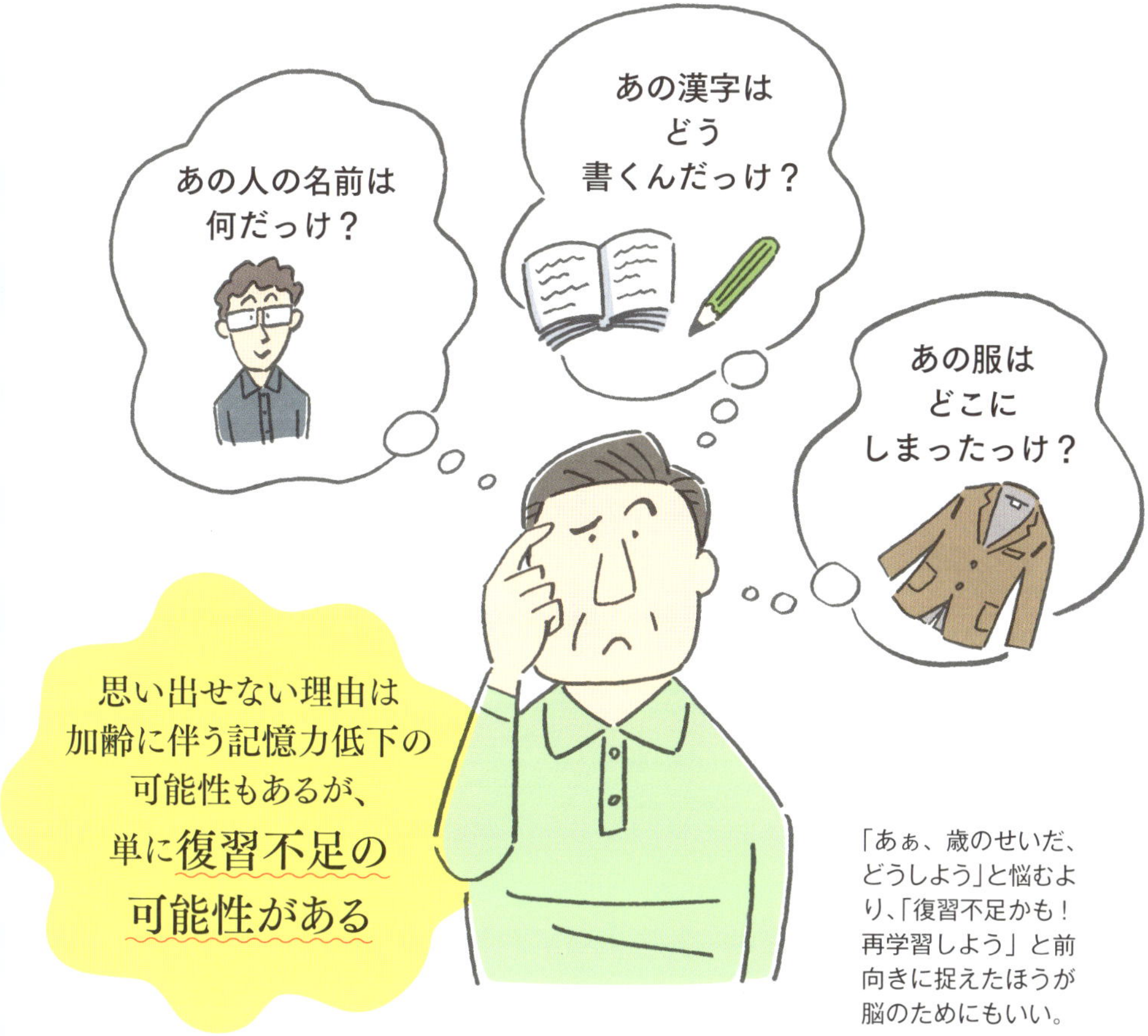
あの人の名前は
何だっけ？
あの漢字は
どう
書くんだっけ？
あの服は
どこに
しまったっけ？
思い出せない理由は
加齢に伴う記憶力低下の
可能性もあるが、
単に復習不足の
可能性がある

「あぁ、歳のせいだ、どうしよう」と悩むより、「復習不足かも！　再学習しよう」と前向きに捉えたほうが脳のためにもいい。

こういったケースは脳の衰えのせいではなく、単に〝復習不足〟の可能性があります。

学生時代の受験勉強を思い出してみてください。記憶を定着させるために、何度も復習をしたのではないでしょうか。

同じように人の名前を一度で覚えるのは難しいことです。また、長く使っていない記憶は脳のなかで風化していくものなのです。これは年齢に関係なく、若い人でも起こります。

そして、復習不足なら対処は簡単。繰り返し学習すればいいのです。「歳のせいと嘆く前に再学習」。心に留めておきましょう。

あなたの「ワーキングメモリ」をテストしてみよう

まずはやってみよう

1～4の指示を、1つずつ順番にやってみよう。

1 「りんご」「くるま」「いぬ」の
3つの単語を覚えてください。
覚えたら手で隠してください。

2 声に出して100から7を
順番に5回引いてください。

3 「富士の山」という言葉を、
目をつぶって、ひらがなで
逆から言ってみてください。

4 最初に覚えた
3つの単語を言ってください。

採点

単語を何個言えましたか？

やってもらったのは、何かを覚えて、別のことをしてから思い出すというワーキングメモリのテスト。3個答えられたならワーキングメモリがきちんと使えている証。0～2個の人は本書を読んで脳を鍛えよう！

ワーキングメモリは作業するときの「脳のメモ帳」

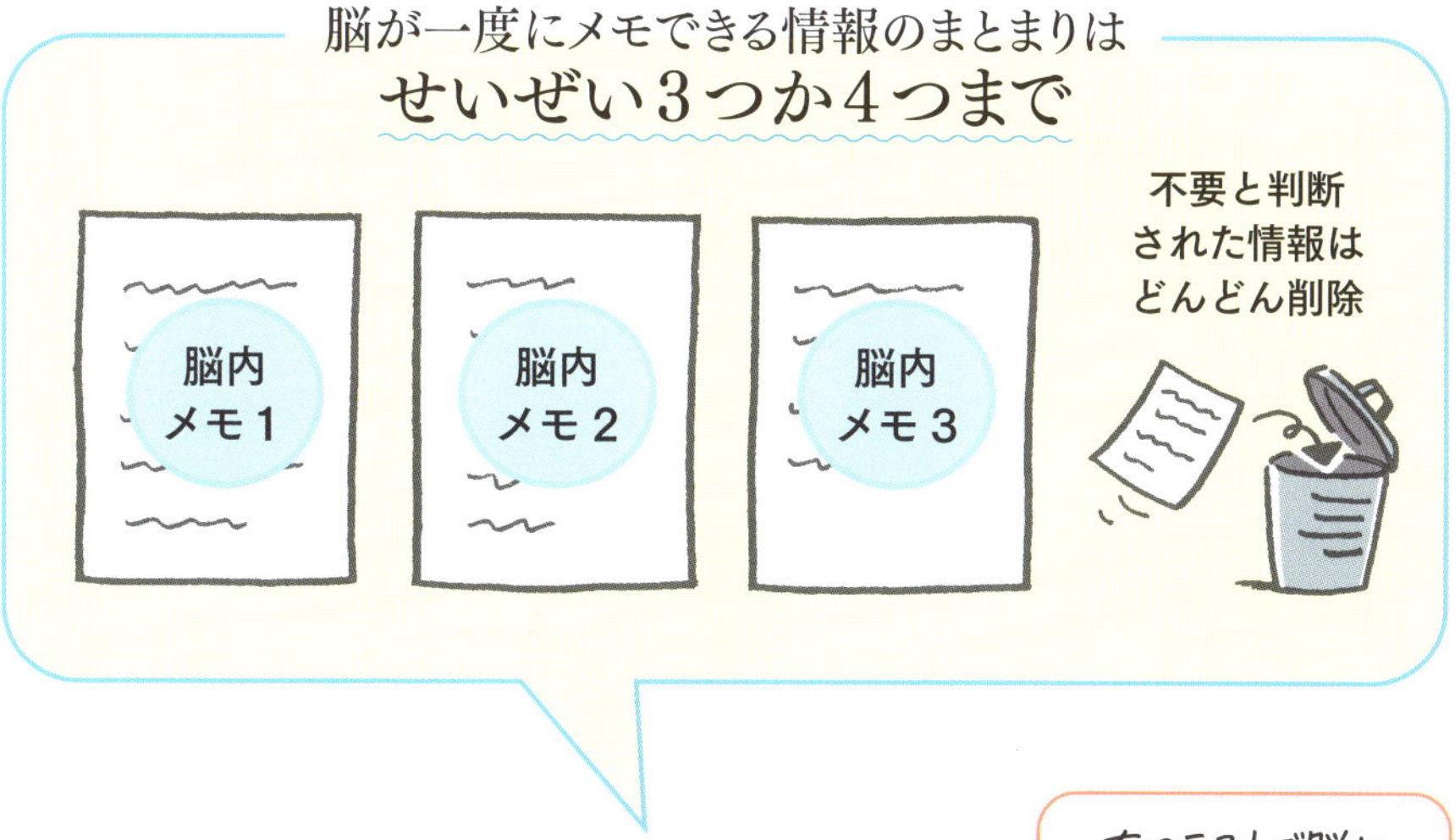
脳が一度にメモできる情報のまとまりは
せいぜい3つか4つまで
不要と判断
された情報は
どんどん削除
脳内
メモ1
脳内
メモ2
脳内
メモ3

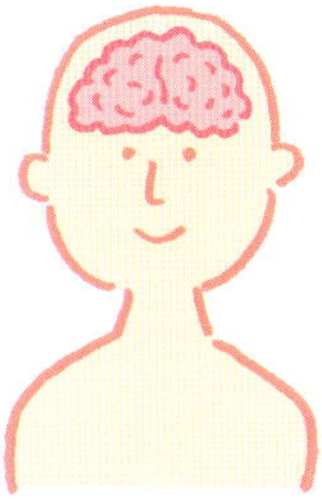

例えば会話でも「相手の話から必要な情報（発言、表情など）をメモ」→「その内容に応じて返答」というようにワーキングメモリを働かせている。ただし、脳のメモ帳の枚数には限りがあり、せいぜい一度に３～４枚程度。

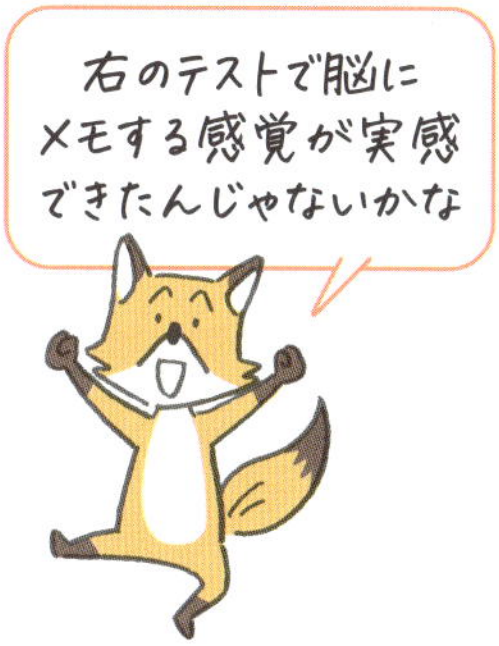
右のテストで脳に
メモする感覚が実感
できたんじゃないかな

ワーキングメモリの衰えが物忘れにつながる

右のテストは、「ワーキングメモリ」の力を測るものです。

ワーキングメモリとは、何か作業をするときに（ワーキング）、一時的に記憶を保持する（メモリ）機能。これが衰えると、例えば「いま、何を話そうとしたんだったかな？」「立ち上がったはいいものの何をしようとしたんだっけ？」といった物忘れが起こりやすくなります。

ワーキングメモリは前頭前野の老化とともに衰えやすく、積極的に鍛えることが大切です。

新しい治療薬も登場。知っておきたい**認知症治療の最前線**

新薬登場で認知症の早期発見がより重要に

脳が障害され認知機能（頭の働き）が低下する「認知症」。認知症で最も多いのがアルツハイマー型認知症ですが、**近年、「レカネマブ」「ドナネマブ」という2つの治療薬が認可されました。**ともに原因物質アミロイドβ《ベータ》を脳内から除去する薬です。

アルツハイマー型認知症とは

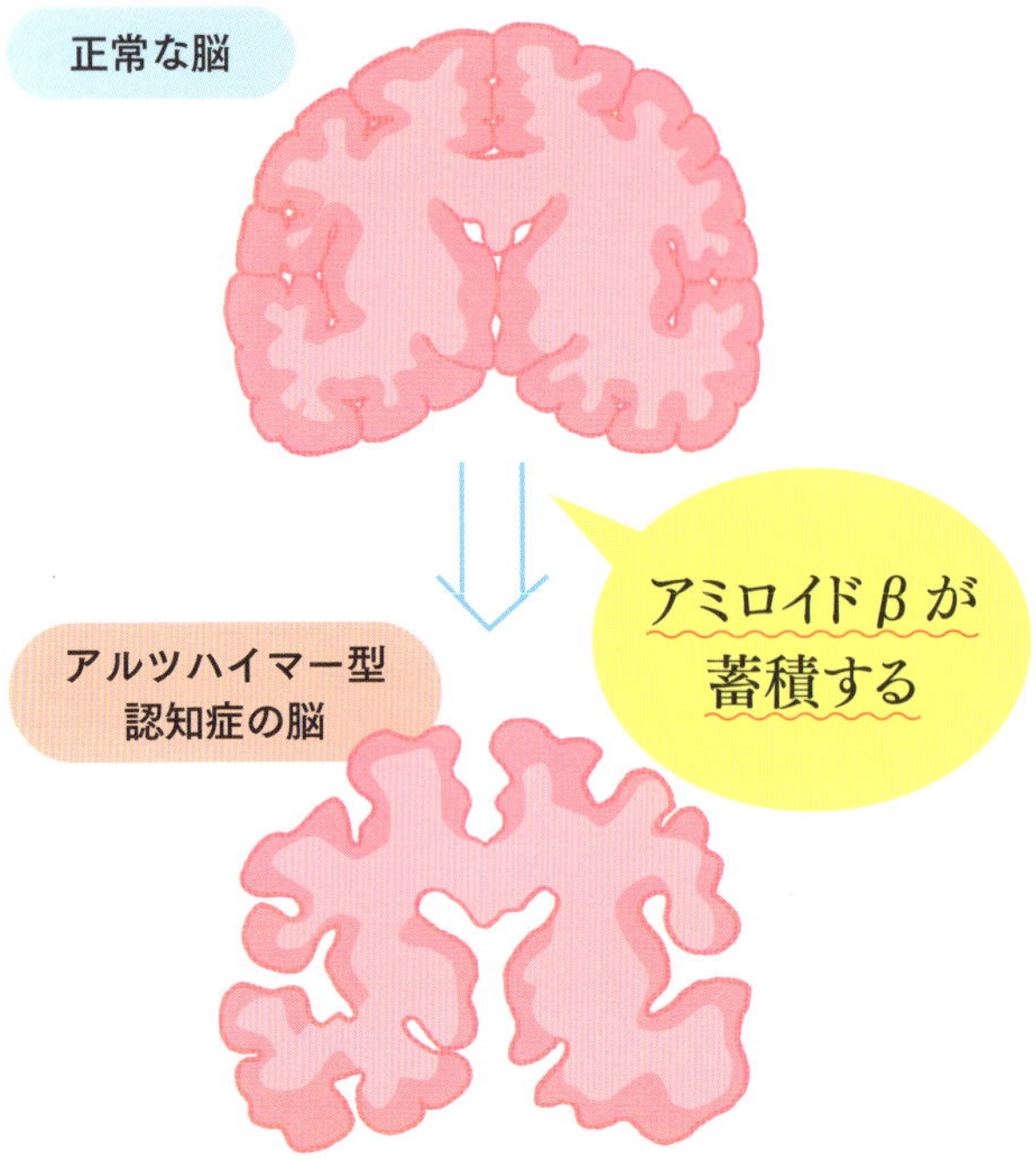

アミロイドβは脳が活動するときに出る老廃物。これが排出されずに脳内に蓄積すると、神経細胞が徐々に死滅し、脳が萎縮していく。それによって認知症の症状が表れる。

アルツハイマー型認知症の2つの新薬

	レカネマブ	ドナネマブ
保険適用になった時期	2023年12月	2024年11月
効果	アルツハイマー病の原因物質とされるアミロイドβを除去し、認知機能の低下を遅らせる	
標的	アミロイドβがまだ完全に蓄積していない中間体	すでに蓄積しているアミロイドβの一部
副作用	脳内の浮腫や脳出血	
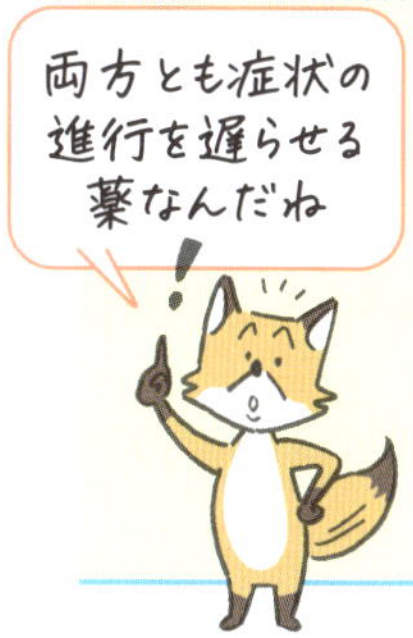	2週間に1回点滴で投与。対象となるのは、アルツハイマー病によるMCI（軽度認知障害）または軽度の認知症。治験では、1年半の投薬で症状の進行が27%抑制された。	4週間に1回点滴で投与。対象は、アルツハイマー病によるMCI（軽度認知障害）または軽度の認知症だが、レカネマブに比べて認知機能がより低下している人も使用可能。治験では、1年半の投薬で症状の進行が29%抑制された。

両方とも症状の進行を遅らせる薬なんだね

投与の対象となるのは、MCI（軽度認知障害。認知機能低下の自覚はあるものの、日常生活は支障なく送ることができる、認知症の一歩手前の状態）や、軽度の認知症の人。そのため、**早期発見が大切です**。**物忘れが増えてきたという自覚があったり周囲の人から指摘されたりするような場合には、一度、物忘れ外来など医療機関を受診するとよいでしょう**。

アミロイドβは発症の20年ほど前から蓄積が始まるため、発症前からの予防的な投与が有効である可能性があり、現在はその治験も進められています。

認知症は生活習慣の改善などによって 45%も予防できる可能性がある

医学雑誌「ランセット」が発表した 14項目の認知症リスク要因

人生の早期
（18歳未満）

不十分な教育 5%

人生の中期
（18～65歳）

難聴 7%
高LDLコレステロール 7%
うつ病 3%
頭部外傷 3%
運動不足 2%
糖尿病 2%　喫煙 2%
高血圧 2%　肥満 1%
過度の飲酒 1%

人生の後期
（66歳～）

社会的な孤立 5%
空気汚染 3%
視力障害 2%

これらの要因を
取り除くことで
認知症の45%は
予防できる
可能性がある

イギリスの医学雑誌「ランセット」の専門家委員会が、世界中の最新研究をまとめた報告。生涯を3つの時期に分け、各時期の認知症のリスク要因を示している。

（Lancet2024;404:572-628
を基に作成）

WHOのガイドラインでも認知症予防のための生活習慣が提示されている

強くまたは条件により推奨されていること

- 運動
- 禁煙
- 健康的な食事
- 危険で害ある飲酒行動をやめたり減らしたりする
- 認知的なトレーニング
- 高血圧・糖尿病・脂質異常症の管理
- 肥満への介入

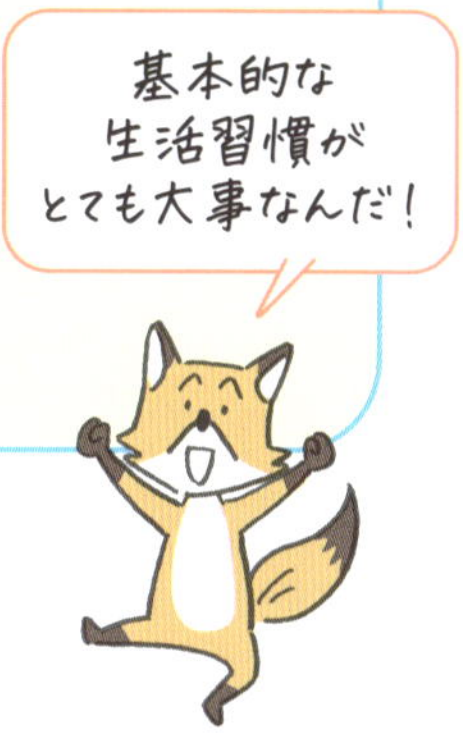

WHO（世界保健機関）が2019年に公表した「認知機能低下および認知症のリスク低減」のためのガイドラインでも、認知症の発症リスクを減らす可能性があるとして上記の項目が推奨されている。

毎日の過ごし方を変えて脳の健康を守ろう

認知症は生活習慣などの改善によって、発症リスクを抑えられることがわかってきています。「ランセット」の報告（右ページ参照）は、**14項目のリスク要因をすべて取り除くと、認知症の45％は予防できる可能性があることを示唆しています。**

また、WHOのガイドラインでも認知症予防のための健康的な生活習慣が推奨されています。

本書では、これらの習慣についても詳述していきます。できるものから取り組みましょう。

Q1

問題を解くのが「脳トレ」だと
思っている人も多いかもしれませんが、
日常生活のなかにも脳トレにつながることは
たくさんあります。次のうち、
脳トレになるものはどれでしょう？

① 買い物
② 掃除
③ 料理

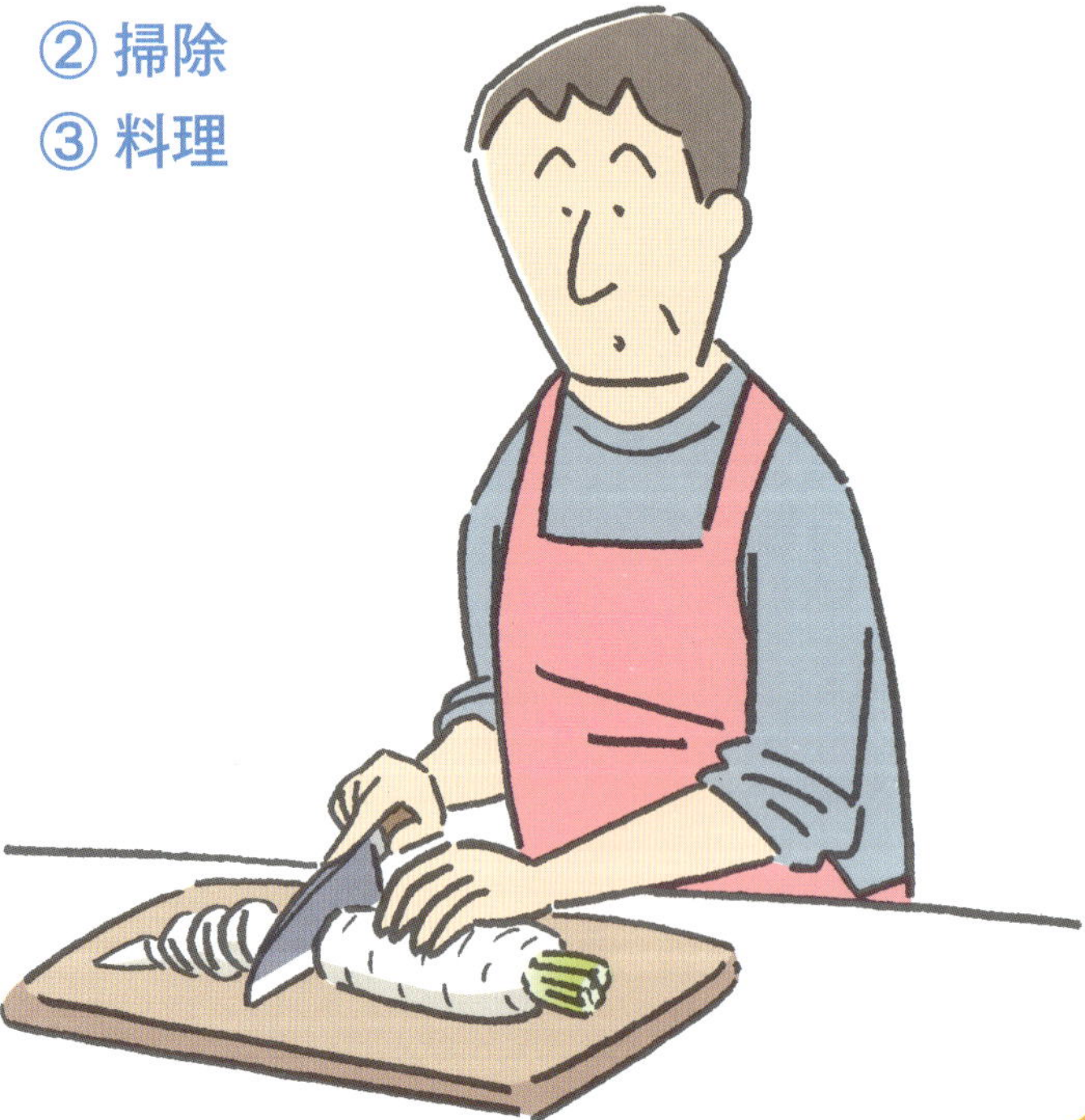

習慣≫1

日常で〝脳トレ〟を見つける

↓やり方次第で家事でも脳は鍛えられる

答え　全部です！

買い物、掃除、料理を含むあらゆる家事は、脳トレの絶好の機会。段取りよく複数のことを進める作業でワーキングメモリが鍛えられる。

ワーキングメモリは鍛えやすい

脳トレを取り入れることで ワーキングメモリは鍛えられる

脳を鍛えたいと考えたときに、クイズやパズルなどのいわゆる〝脳トレ〟を真っ先に思い浮かべる人は多いのではないでしょうか。脳トレは多くの場合、何かをするときに記憶を一時的に保存する「ワーキングメモリ」（→P14）を鍛えるためのもの。**ワーキングメモリの機能は40代、50代以降、低下しやすくなりますが、その一方で、脳トレなどで鍛えることもできるのです。**

　そして**脳トレの効果は出やすく、その効果は長期間続くこともわかっています**（左ページ参照）。

日常のなかで面倒くさくても ひと踏ん張りすることが脳トレに

ワーキングメモリは、日常のなかで積極的に使うことでも鍛えられます。例えば、ちょっと頭のなかで計算するとき、あるいは道順を覚えなければいけないときなどです。

　ワーキングメモリの機能が低下している人は、面倒くさくなって、いろいろなことを人まかせ、機械まかせにしがちです。しかし、そうすると脳トレの機会が失われてさらに機能は低下してしまいます。

　日常のなかで面倒くさいと思ったことを、ひと踏ん張りしてやることが脳トレになるのです。

脳トレの効果は？ 2832人の高齢者を対象にした研究

■ 記憶

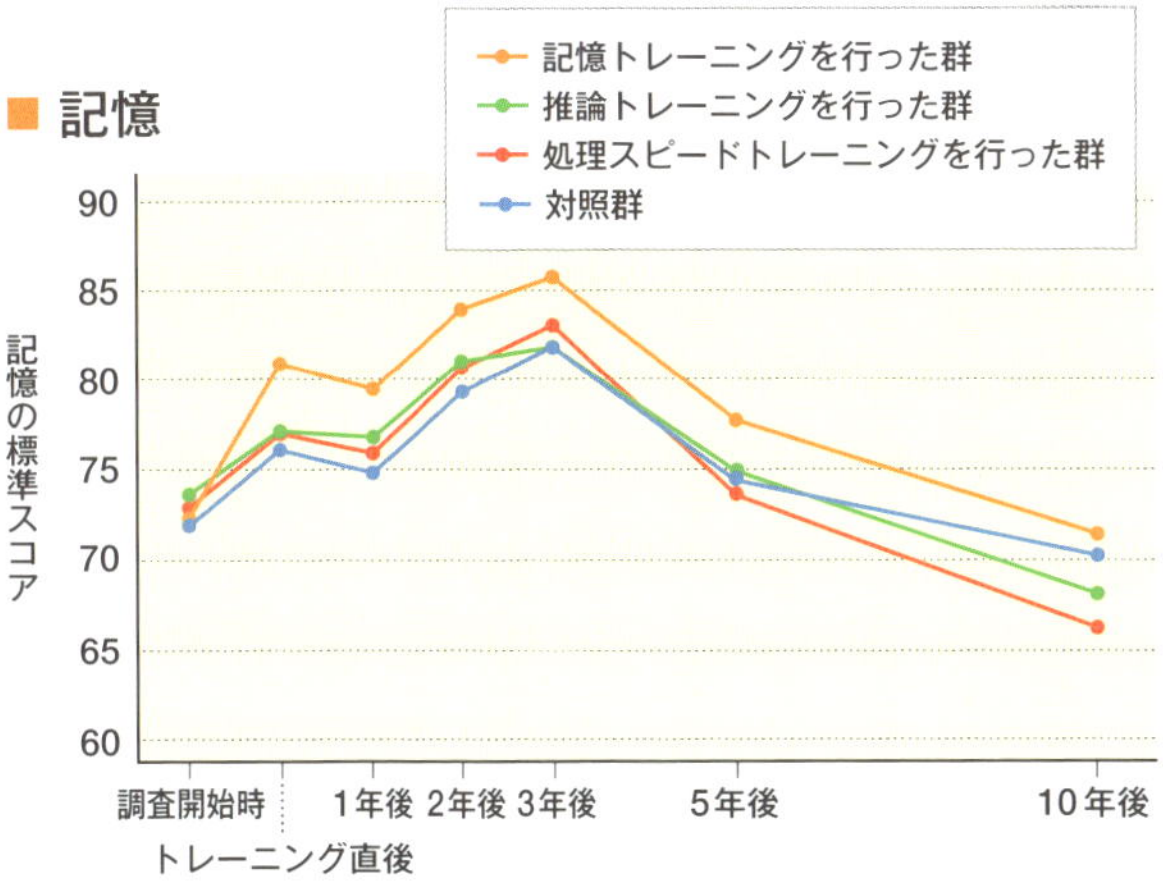

■ 推論

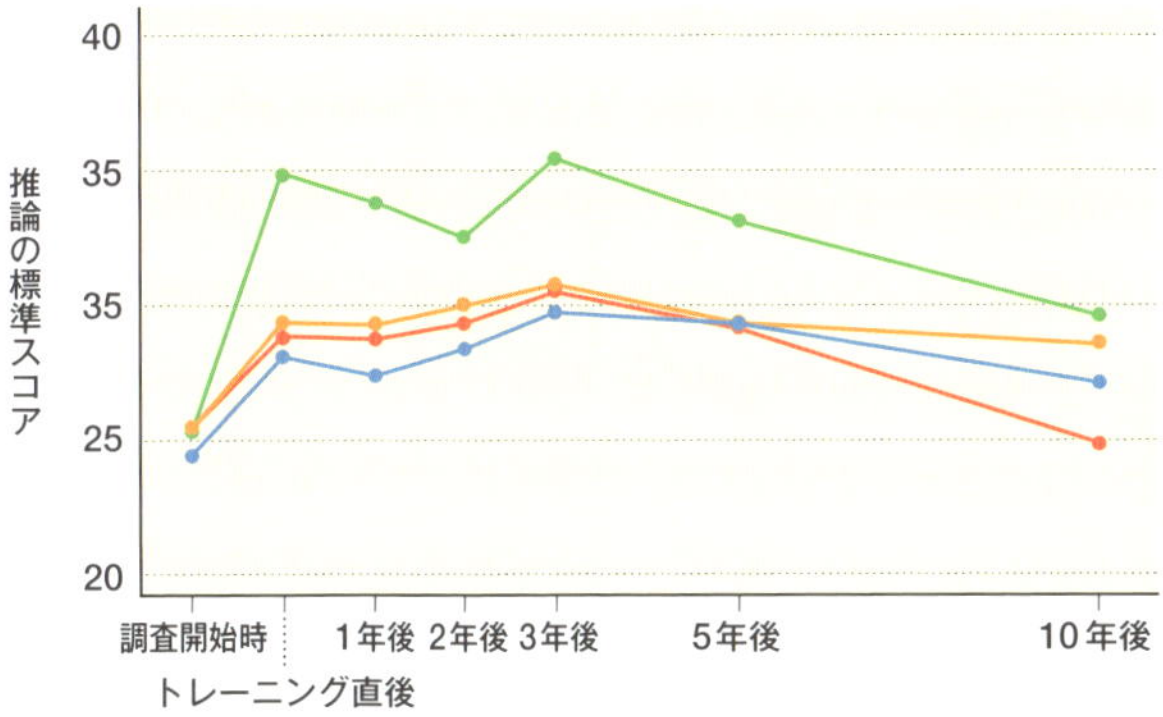

■ 処理スピード

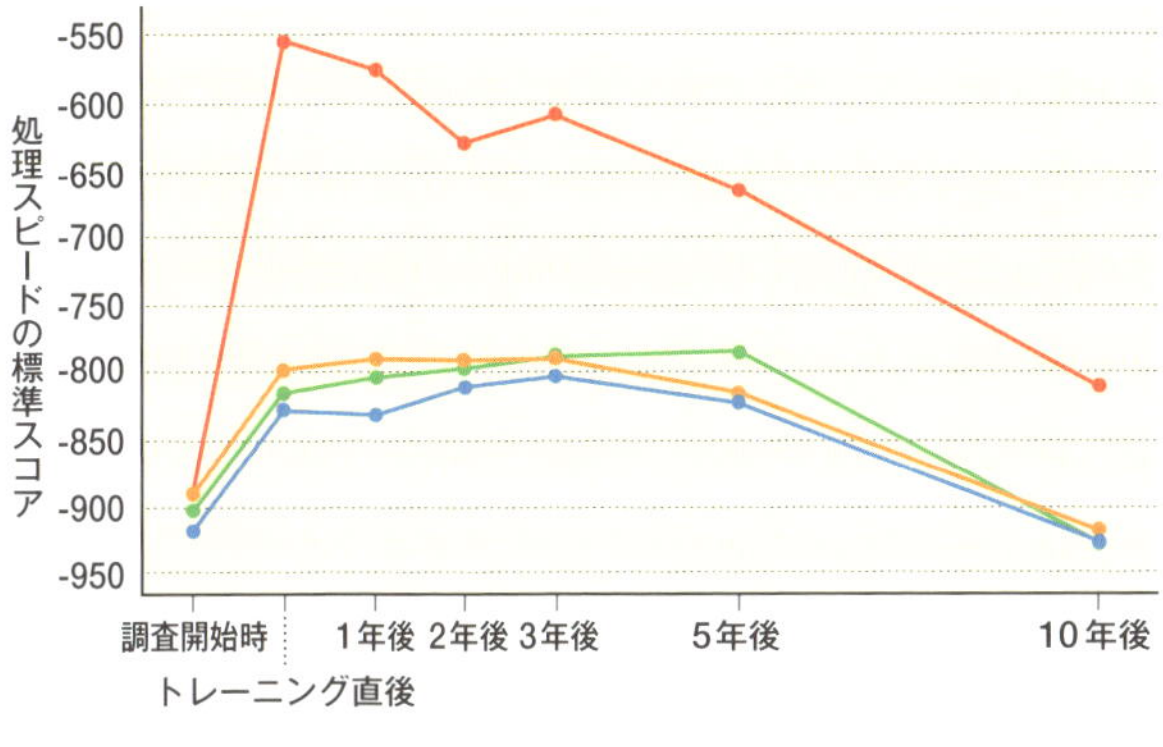

（出所：Rebok GW, et al. J Am Geriatr Soc. 2014）

認知トレーニング（脳トレ）を行ったグループと行わなかったグループに分けて10年間追跡調査をした

高齢者（平均年齢73.6歳）を対象にしたアメリカでの調査。被験者は、記憶、推論、処理スピードのいずれかの認知トレーニングを行う3つのグループと、何もしないグループに分けられた。調査開始時、11か月後、35か月後に各トレーニングを実施。

トレーニングを受けたグループは各認知機能が改善し、その効果が10年後も維持

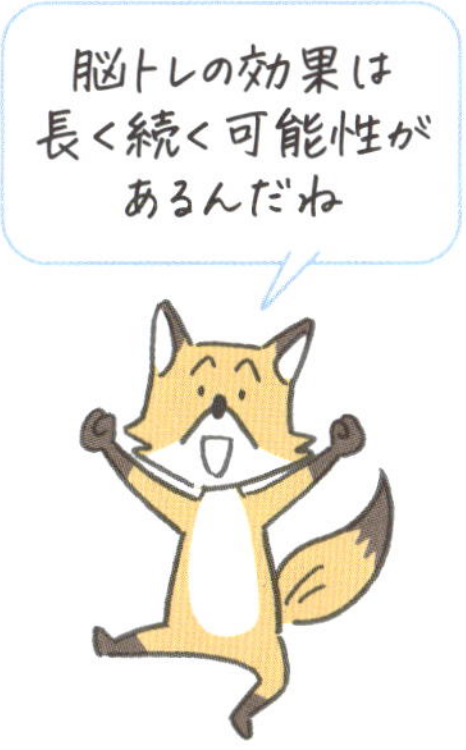
脳トレの効果は
長く続く可能性が
あるんだね

料理や片づけは最高の脳トレ！

細かな家事の積算量が多いほど認知症になりにくい

日常のあらゆることが脳トレになりますが、家事はその最たる例。家事をするとき、「最初に掃除、その間に洗濯機を回して……そうだ、後で買い物も行こう」といった具合に、段取りを考えながら進めることが多いはず。**このように複数の作業を並行して進めることを「デュアルタスク」と呼びますが、ワーキングメモリを鍛えるのに最適なのです。**

アメリカのラッシュ大学アルツハイマー病センターの研究では、細かな家事労働の積算量が多いほど認知症のリスクが下がると報告されています。

片づけは〝3つの分類〟で脳をより効果的に使って

普段、家事をしない人は料理から始めるのがおすすめです。レシピをチェックしながら、材料を準備し、野菜を切って……と頭を使いながらの作業の連続で、前頭前野がよく活性化します。

また、片づけに取り組む場合は、脳の特性を生かしたおすすめの方法があります。**それは「必要なもの」「捨てるもの」「保留するもの」というように3つに分類すること。**ワーキングメモリが一度に把握できるのは3～4つで、5つ以上に分類しようとすると片づけが途端にはかどらなくなるためです。

家事の脳トレ効果をより高めるコツ

コツ1 3つ程度の作業を同時に行う

いくつかの作業を並行して行うことをより意識して、ワーキングメモリをフル稼働させよう。ただし脳のメモ帳の枚数は限られており、多すぎると処理しきれないので、同時に行うのは3つ、多くても4つにする。

コツ2 時間を決めてより速くやる

「19時までには夕食の準備を終わらせよう」「いつもは掃除に20分かかるけど今日は最速記録更新を狙おう」などと、ときには締め切りや時間制限を設けるのも手。適度なストレスがかかり、脳が活性化する。

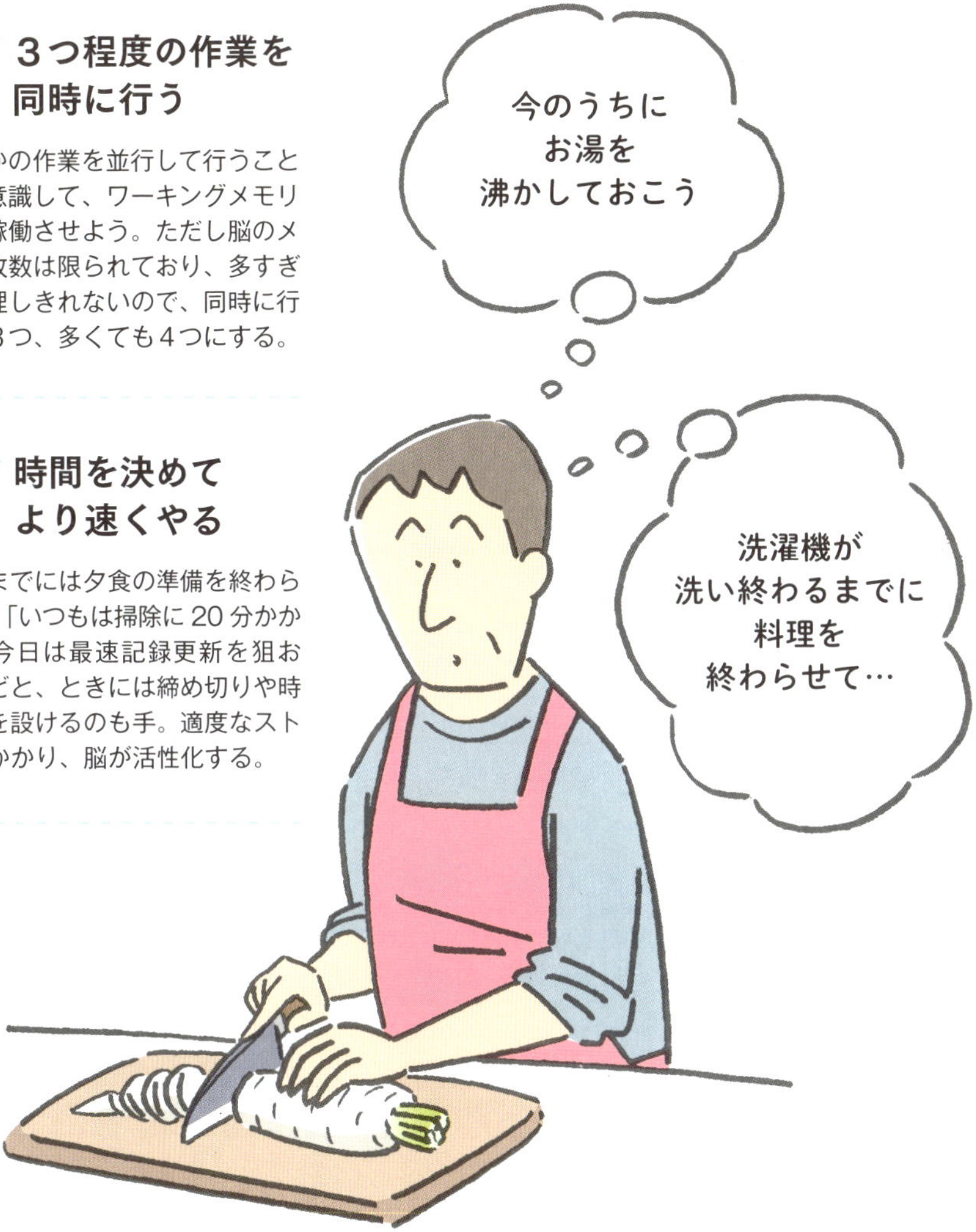
今のうちに
お湯を
沸かしておこう
洗濯機が
洗い終わるまでに
料理を
終わらせて…

コツ3 たまには面倒なやり方を選ぶ

慣れて簡単にできる作業よりも、面倒で難しい作業のほうが脳は鍛えられる。例えば「今日はピーラーではなく包丁で野菜の皮をむこう」というように、たまには面倒な方法で家事に取り組んでみる。

コツ4 心を込めてやる

同じ家事をやるにしても、心を込めてやるだけで前頭前野がより活性化することもわかっている。「丁寧に洗濯物を畳もう」「もっとおいしく料理しよう」と細部まで気を使うことを心がけてみて。

脳トレの機会はいたるところに

慣れたことは脳が活性化しない。いつもと違うことをやろう

日常に脳トレの要素を取り入れるには、いくつかポイントがあります。まず1つ目は、「いつもと違うことをする」ことです。**慣れたことをするとき、脳はいつもと同じ処理を繰り返すだけなので活性化しません**。最初は難しくて脳の刺激になっていたことでも、慣れて簡単にできるようになってしまうと脳への刺激は薄れてしまいます。

いつもしていることに、「順番を変える」「スピードを上げる」「難易度を上げる」などの工夫を加えて脳が活性化されるようにしましょう。

ストレスにならないようにイヤイヤやらないことも大切

日常に脳トレを取り入れるもう1つのポイントは「イヤイヤやらない」ことです。嫌だなぁと思いながら無理にやると、ストレス物質であるコルチゾールの分泌が増して、脳の神経細胞同士のつながりが悪くなったり脳細胞を殺したりと逆効果になってしまう可能性があります。

面倒くさいと感じてしまったときは、〝これは脳トレだ！　頭が鍛えられているぞ〟と前向きに思い直すのもひとつの手です。そうすると、コルチゾールの分泌が低下することがわかっています。

日常に転がっている脳トレチャンスの例

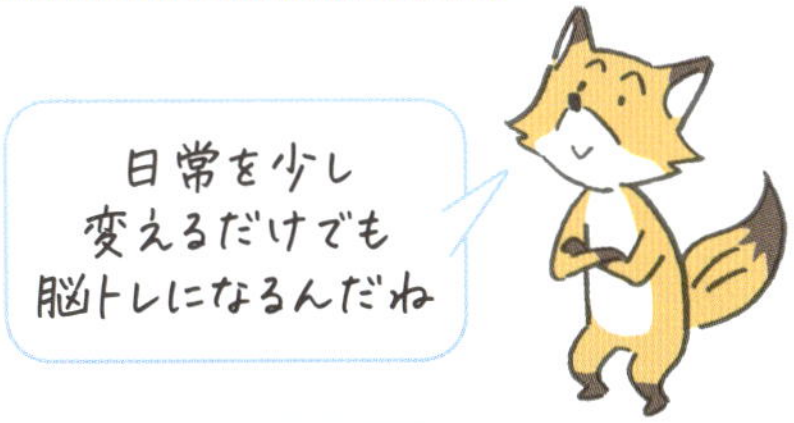
日常を少し
変えるだけでも
脳トレになるんだね

いつもと違う道を歩いてみる

スーパーに向かういつもの道や定番の散歩コースをたまには変えてみよう。慣れていないことをすると脳は活性化。「こんなところに公園があったんだ！」といった新発見も脳への刺激になる。

スマホを利き手とは逆の手で使ってみる

携帯電話を、利き手とは反対の手で操作してみよう。自由に入力できないその難しさが脳トレに。携帯に限らずほかのことでも、利き手でない手を使ってみるのは脳の活性化におすすめ。

昨日の食事を思い出す

過去のことを思い出すことは脳への刺激になる。昨日食べたものや会った人を思い出してみよう。このとき食卓を映像としてイメージするぐらい、なるべく具体的に思い浮かべる。

手書きをする

文字を手書きするのも立派な脳トレ。特に漢字は、文字の形や書き順、意味など要素が多いので、書くことで脳を活性化する効果が高い。メモを手書きにしたり、手紙を書いたりしてみよう。

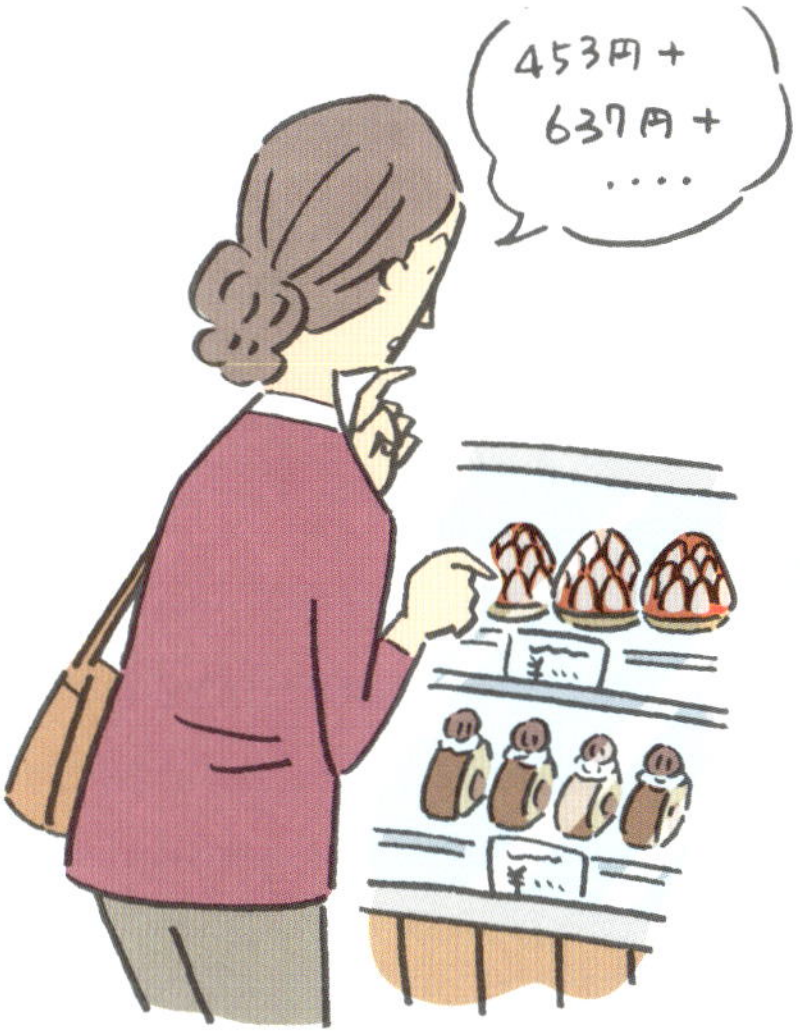
453円＋
637円＋
・・・・

お勘定を自分で計算する

せっかくなら買い物も脳トレの機会にしよう。夕食の献立を考えながら商品を選び、さらに頭のなかで合計額を足して計算していく。最後はレジで答え合わせ。ゲーム感覚で楽しくやろう。

脳トレパズルの効果的な解き方

まず「楽しい！」が第一。できないときに脳は活性化

計算問題や間違い探し、クロスワードなど、脳トレのパズルにはさまざまな種類があります。

最近の研究で、**1つの脳トレだけに取り組むよりは、たくさんの脳トレに取り組んでいるほうが認知機能が改善しやすい**という報告もありますから、ぜひいろいろなものに挑戦してみてください。

脳トレは、楽しむことも大切です。**ワクワクしながら行うと、大脳の奥にある「線条体」というやる気に関わる部位が活性化します**。この状態で脳トレを行うと、効果がアップします。

また、簡単にできる問題に取り組むよりも、少しだけ難しい問題に挑戦するとよいでしょう。**「う～ん、この答えは何だろう？」と一生懸命悩んで考えているときこそ、脳は活性化しているのです**。

脳トレは1回15分、週3～4回を目安に行うのがおすすめ

脳トレは、半年に1回行う程度でも効果が期待できることが研究でわかっています。気負わず、気が向いたときに行うのでもよいでしょう。

ただ、1回15分、週3～4回のトレーニングで効果が出たという研究報告が多いため、それを目安に継続的に行うのがおすすめです。

脳トレパズルに挑戦してみよう

パズル 1

左上から右へ順番に
漢字の読みではなく実際の色で読み上げてみましょう。
（例えば青だったら「きいろ」と読み上げる）

START

赤黄緑青黄赤
黒黒緑赤緑黄
黒青黒黄緑青
緑黄黒黄緑青
黒緑黒緑赤青
黒赤青黄赤黒

GOAL

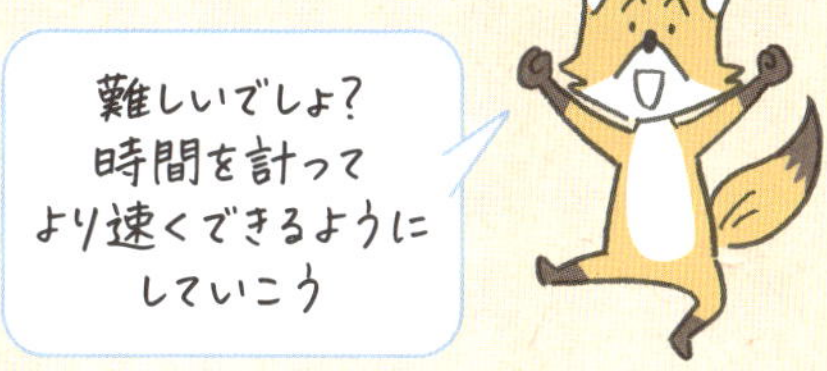
難しいでしょ？
時間を計って
より速くできるように
していこう

パズル 2

隣同士の数字を足して、下の段のマスを埋めていきましょう。ただしメモせずに頭のなかで計算すること。答えに入る数字は何でしょうか。

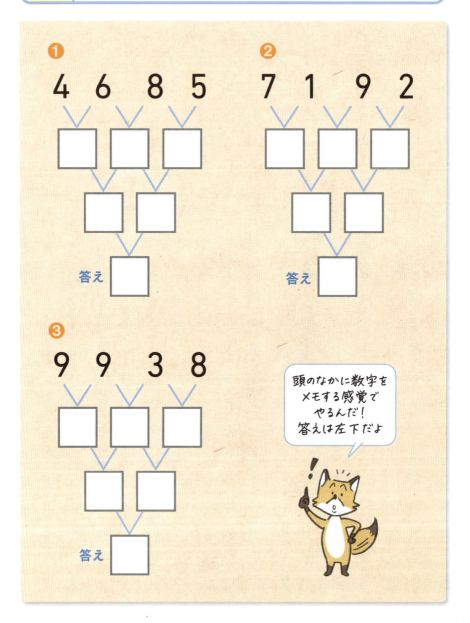

①

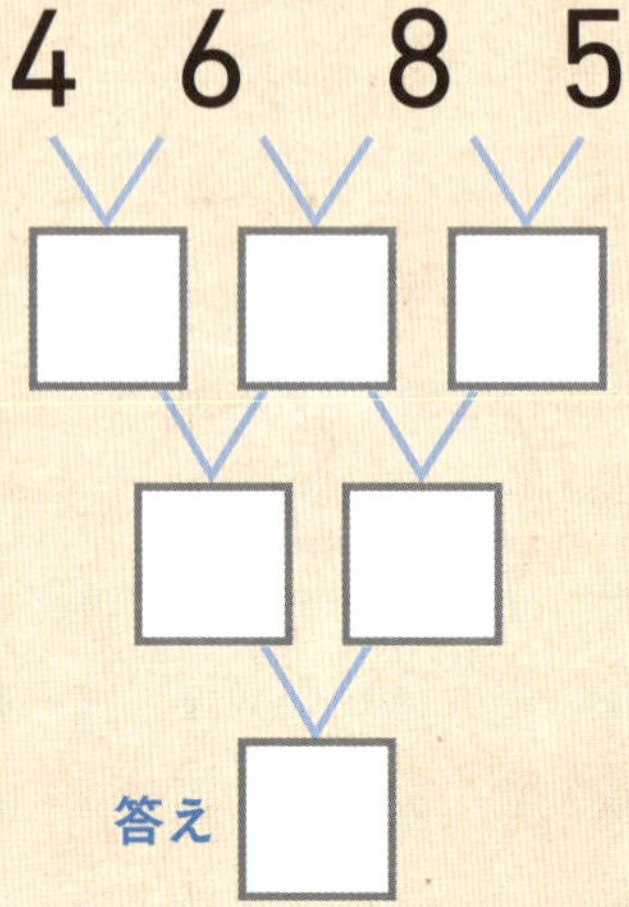

②

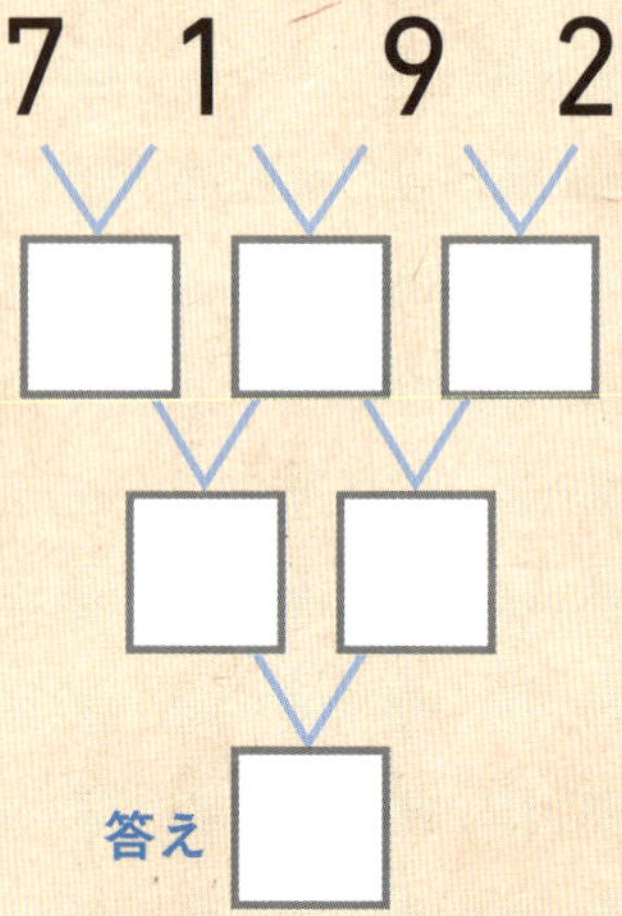

③

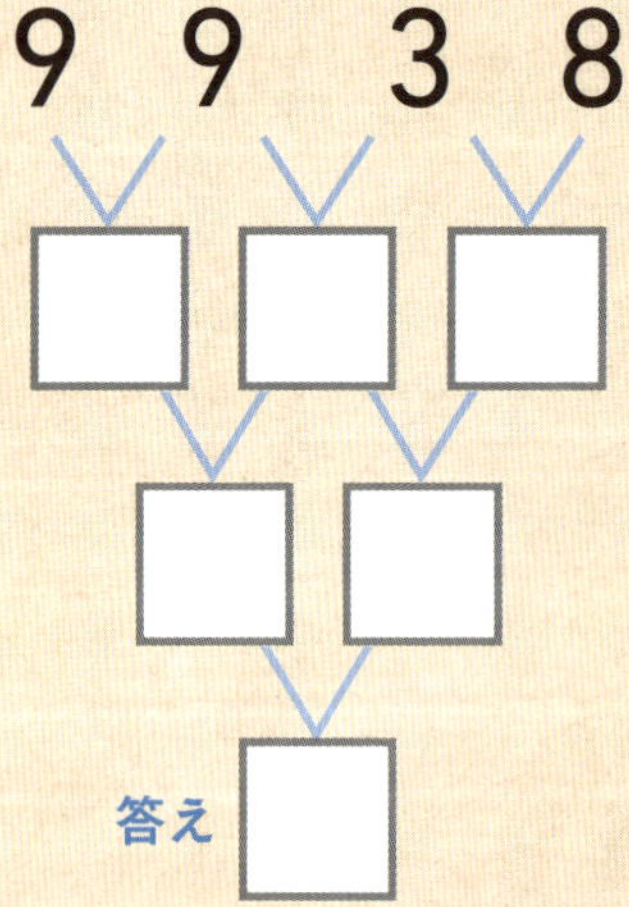

パズル 3

マスに書かれた16個の文字をすべて1回ずつ使い、テーマに沿った言葉を4つ見つけ出しましょう。

❶ テーマ：野菜

さ	ら	は	ー
か	く	り	れ
ご	た	う	わ
す	ぼ	ふ	い

❷ テーマ：動物

あ	た	り	ぐ
は	う	ら	さ
ん	ま	む	き
ー	す	い	ぎ

答え

パズル2
❶51　❷39　❸53

パズル3
❶はくさい、れたす、かりふらわー、ごぼう
❷あらいぐま、うさぎ、きりん、はむすたー

気がついたときにひとり遊びを

いつでもどこでも ひとりでもできる脳トレ体操

次のページから頭を使いながら体を動かす「脳トレ体操」を紹介します。これらはワーキングメモリのトレーニングになります。また、「鼻耳チェンジ」のような体の位置関係を瞬時に判断する動きは空間認知力が、「棒と三角」「スリスリトントン」のような左右で違う動作をする動きは集中力が鍛えられるなど、それぞれに脳が活性化します。

どれも道具も要らず、ひとりでいつでもできるものばかり。**実際にやってみるとうまくできないかもしれませんが、それで大丈夫です**。上手にできているときよりも、苦戦しながら頑張って取り組んでいるときのほうが脳は活性化しています。

早口言葉で遊ぶのも 脳にいい影響がある

ひとり遊びでできる脳トレといえば、早口言葉もそうです。脳の言語中枢や運動中枢、前頭前野に刺激を与えられます。「生麦生米生卵」「隣の客はよく柿食う客だ」など定番の言葉から始めてみましょう。口腔《こうくう》内の健康が認知機能に深い関わりがあることもわかってきています。**早口言葉を言うときに大きく口を動かすことを意識すれば舌やのどなどの筋肉強化にもなり、一石二鳥です**。

手を動かして脳を鍛える「脳トレ体操」

● 鼻耳チェンジ

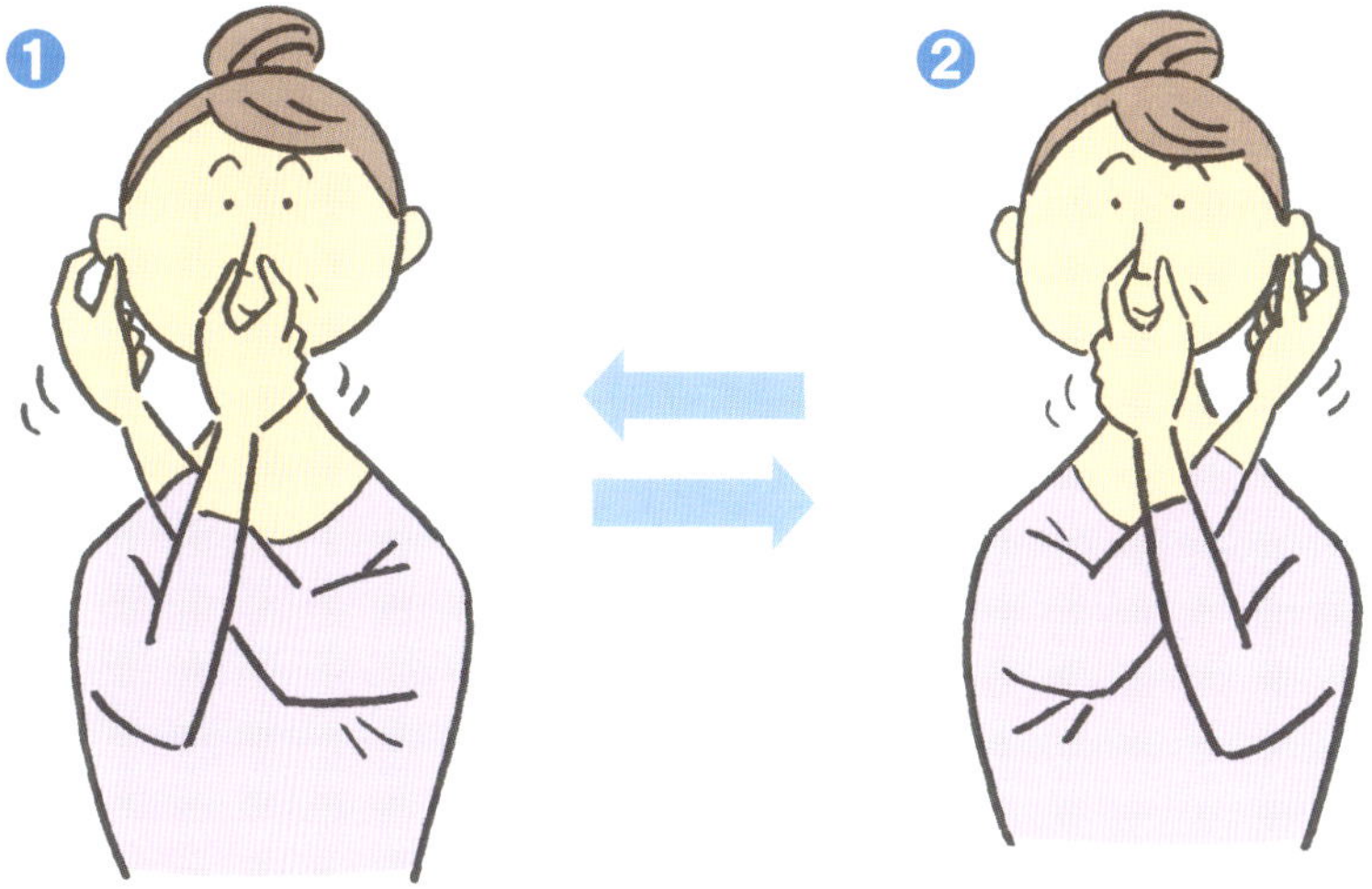
①
②

① まずは左手で右耳をつまみ、右手で鼻をつまむ。

② 次に、右手で左耳をつまみ、左手で鼻をつまむ。このとき素早く手を入れ替えること。①と②をリズミカルに繰り返そう。

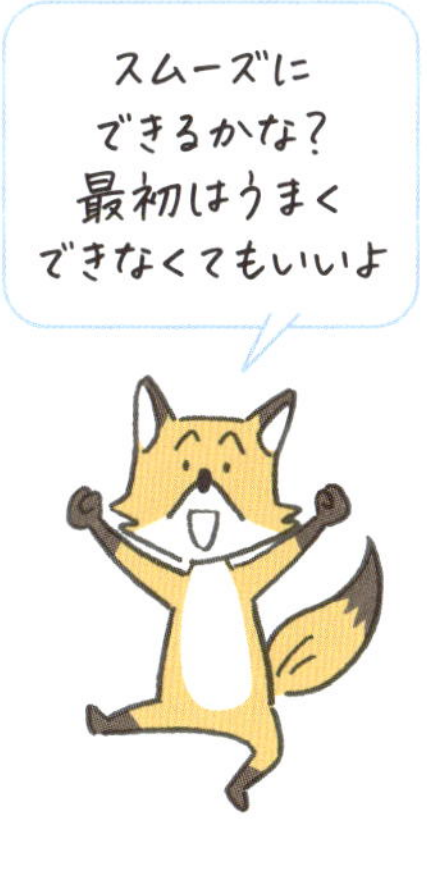
スムーズに
できるかな？
最初はうまく
できなくてもいいよ

らくらくできるなら ＋α

慣れてきたら難易度アップ！　①と②の間に、体の後ろに両手を回して手を叩く動作をはさんでみよう。

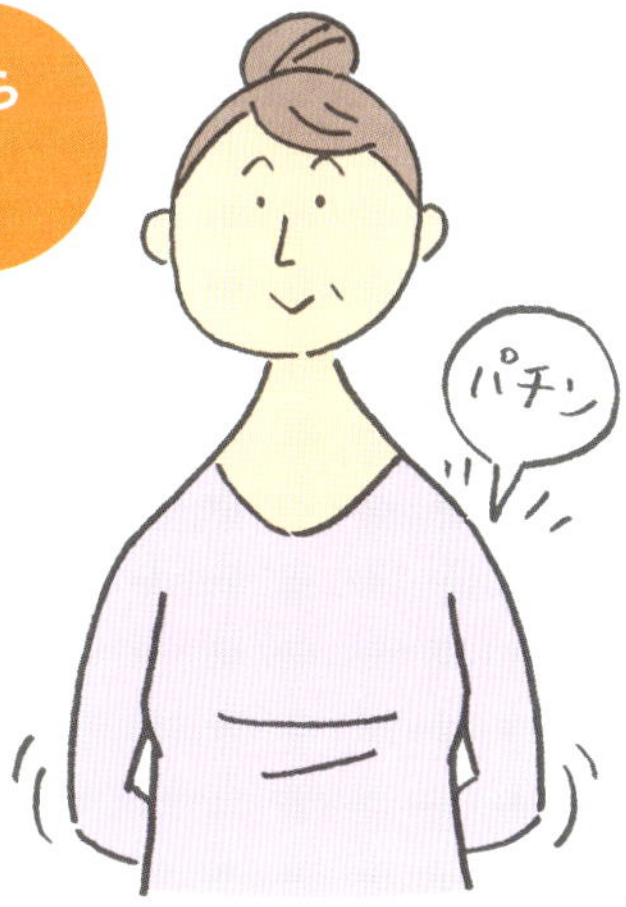
パチン

棒と三角

まず両腕を上げる。片方の手は上下に「イチ、ニ、イチ、ニ…」と棒を描くように動かし、もう一方の手は「イチ、ニ、サン、イチ、ニ、サン…」と三角形を描くように動かす。両手それぞれの動きを同時に行う。

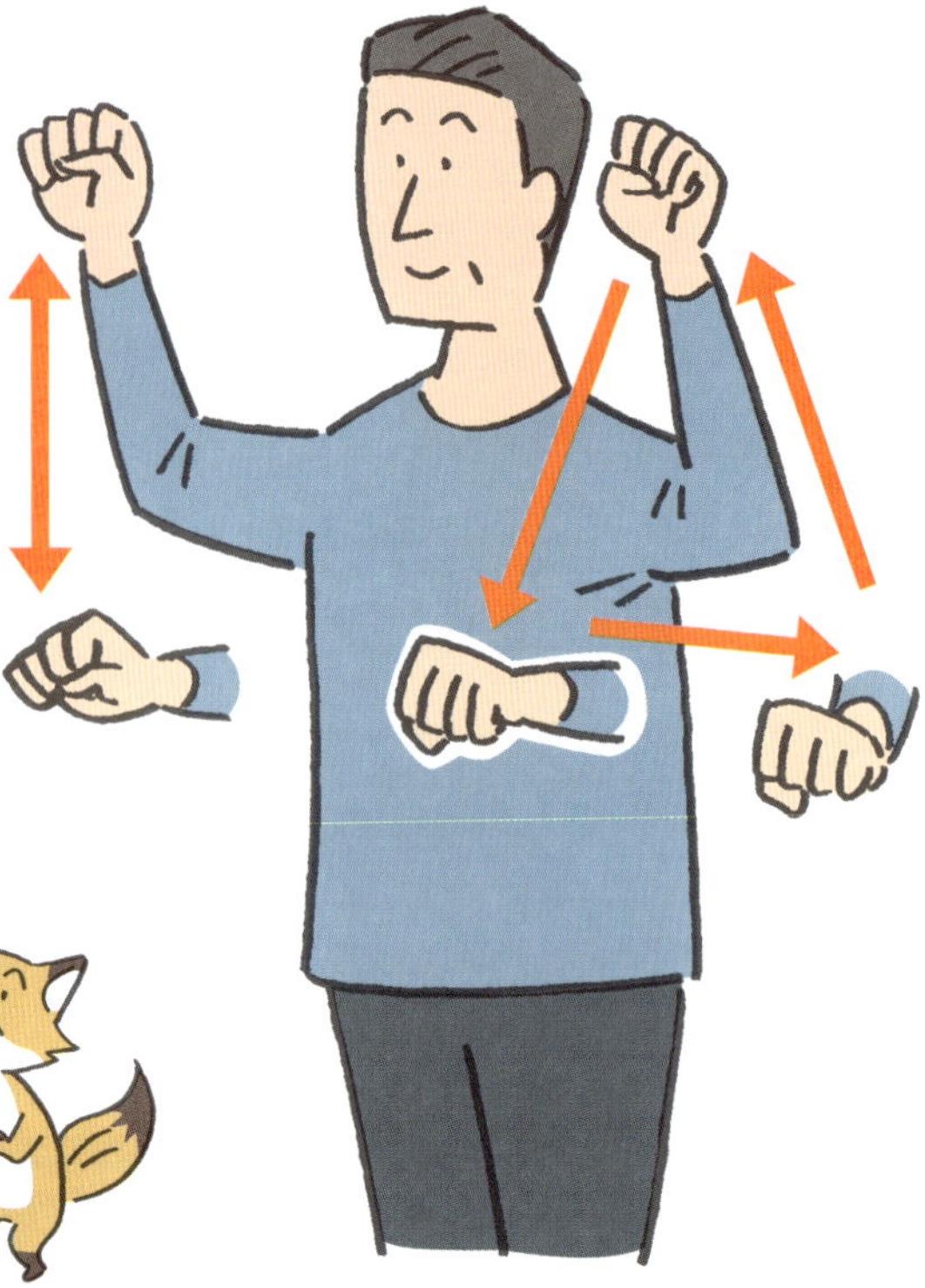

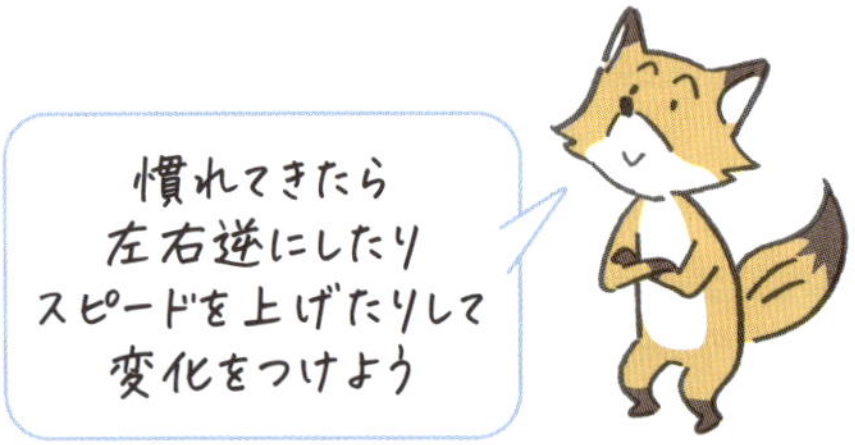
慣れてきたら
左右逆にしたり
スピードを上げたりして
変化をつけよう

ひとりじゃんけん

①
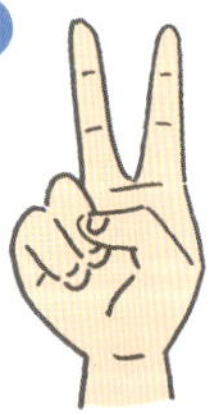

まず右手で、グー、チョキ、パーのどれかを出す。

②
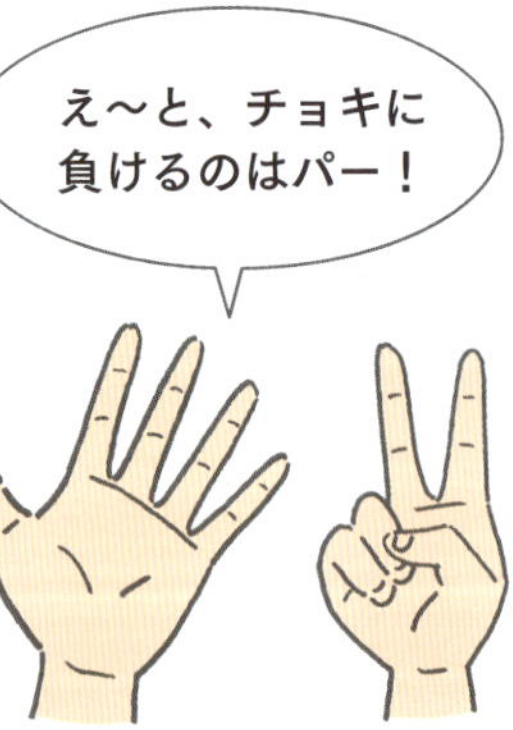
え～と、チョキに
負けるのはパー！

①で出した手に負ける手を左手で出す。

③
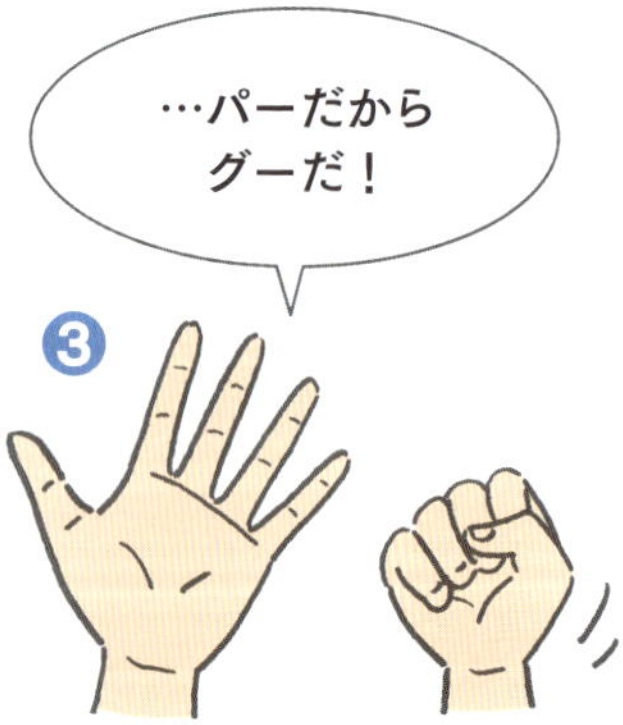
…パーだから
グーだ！

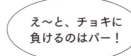

今度は②で出した手に負ける手を右手で出す。これを繰り返していく。

グーパー体操

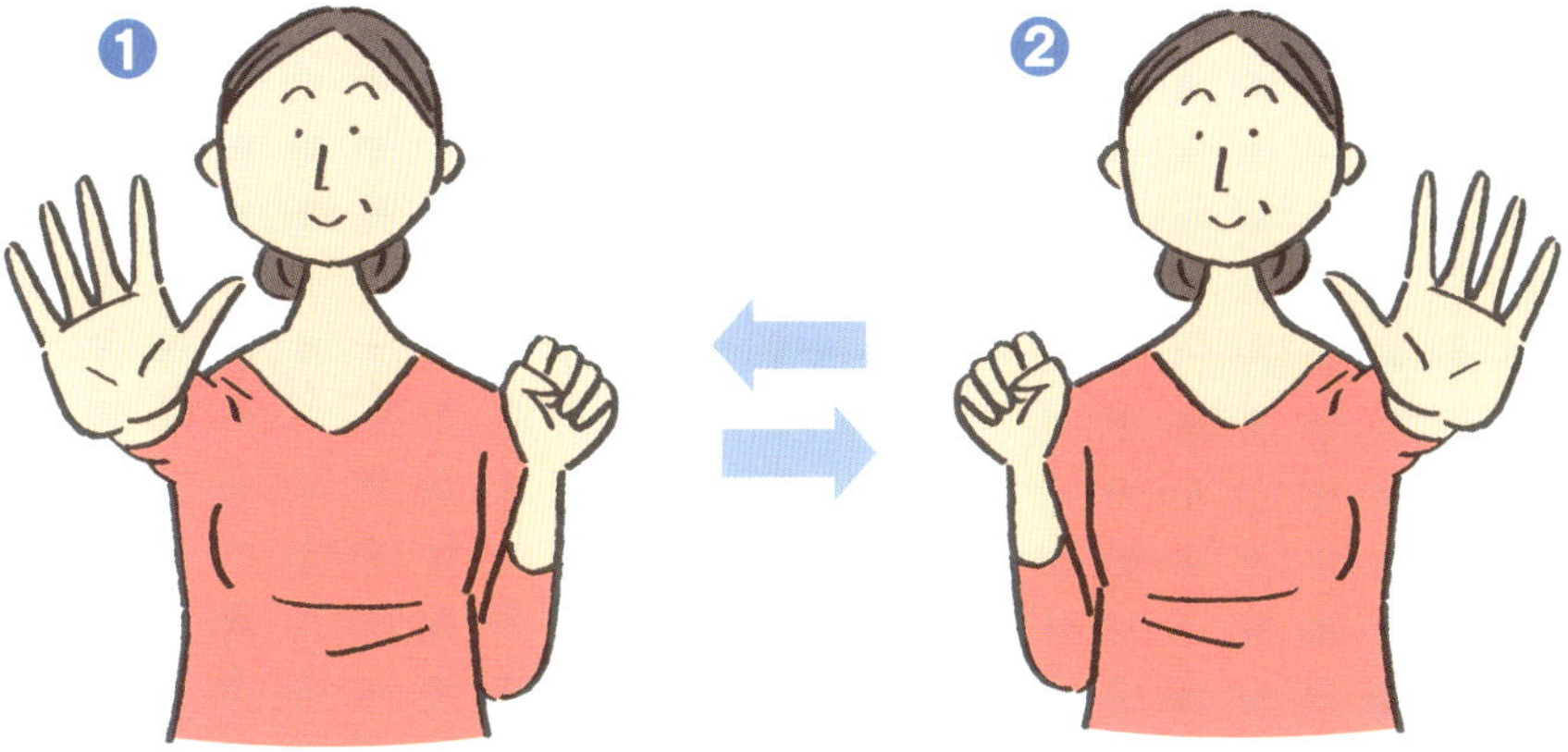

❶ 前を向いて、片方の手を「パー」にして前に突き出し、同時にもう一方の手を「グー」にして胸元に引き寄せる。

❷ 「パー」の手を胸元に引き寄せて「グー」に、同時に「グー」の手を前に突き出して「パー」にする。①②の動作をリズミカルに繰り返す。慣れてきたら、今度は前に突き出す手を「グー」に、胸に引き寄せる手を「パー」にしてみよう。

スリスリトントン

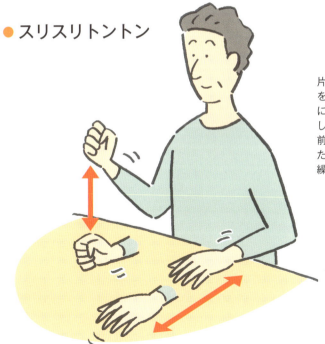

片方の手をグーにして机をトントンと叩く。同時にもう一方の手をパーにしてスリスリと机の上を前後にこする。慣れてきたら、左右を入れ替えて繰り返す。

Q2

運動は心身の健康に欠かせませんが、
脳の健康を維持するためにも
とても大切なものです。次のうち、
脳にいい影響を及ぼす運動はどれでしょう？

① ヨガ
② なわとび
③ ウォーキング

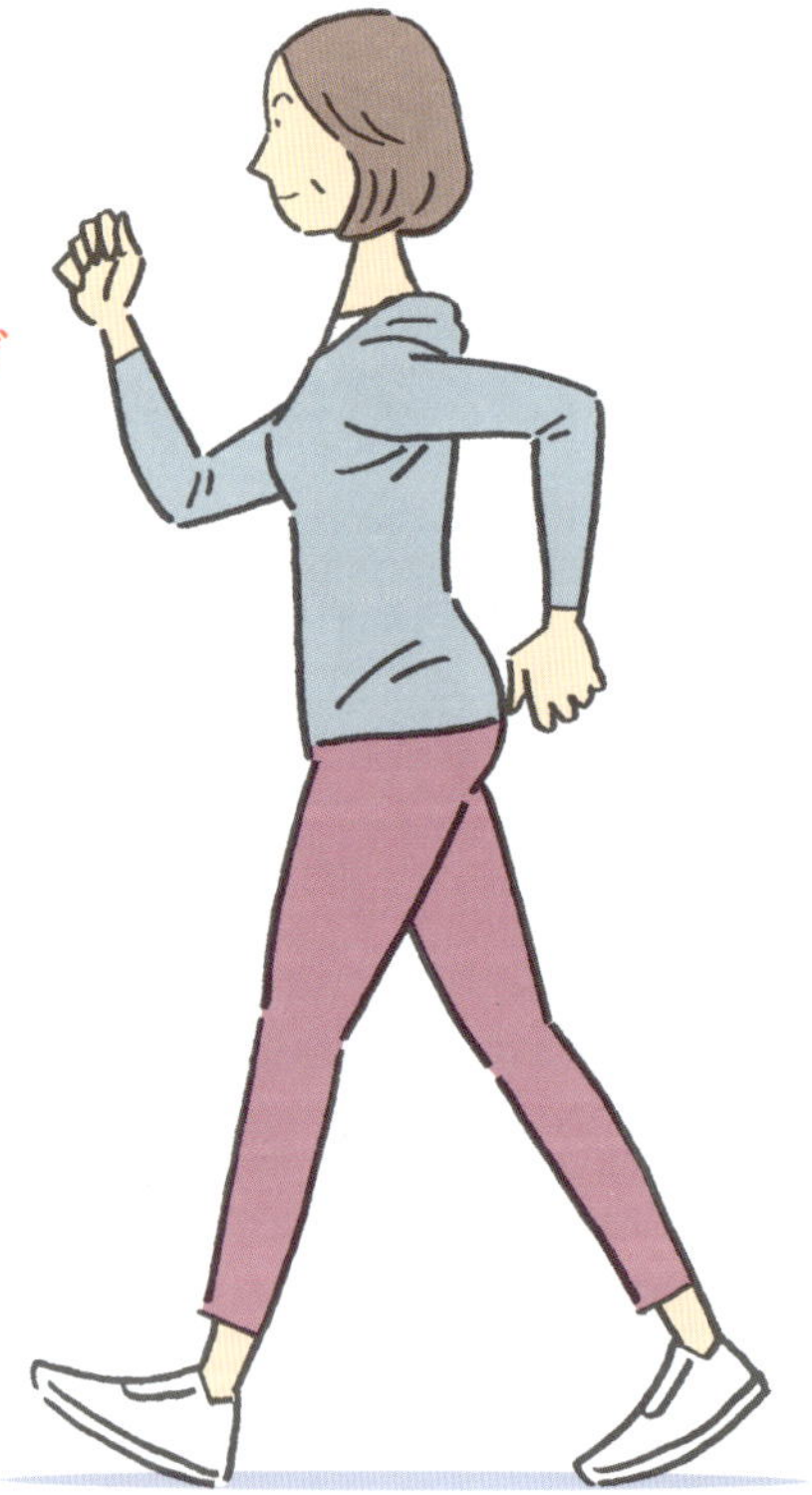

習慣≫2

1日1分でもいいから運動する

筋トレや有酸素運動で認知機能が向上

答え **全部です！**

あらゆる運動が認知機能によい影響を及ぼすことが、さまざまな研究で実証されている。自分に合った運動を取り入れるようにしよう。

あらゆる運動が認知機能に有益

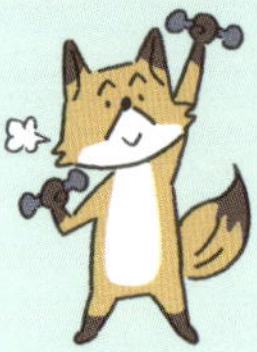

運動習慣がある人は、運動習慣がない人よりも認知症になりにくいという調査結果もあります。

6か月間の継続的な運動で海馬が大きくなった

意外に思う人もいるかもしれませんが、**頭を鍛えたいと思ったら、体を鍛えましょう**。運動は脳の健康維持に欠かせないものです。

アメリカのイリノイ大学は、中高年の人を対象に、やや速いウォーキングを1日40分週3回、6か月間続けてもらう実験を行いました。**その結果、通常は加齢によって年1～2%縮小するはずの海馬が、逆に2%大きくなっていたのです**。

ほかにも多くの研究で運動が認知機能の維持や改善、低下予防に有益であると報告されています。

軽くても、たまにでも、どんな運動でも頭の働きに有益

ウォーキングや、筋トレ、ヨガなどいろいろな種類の運動がありますが、**どんな運動でも頭の働きには有益であるということがわかってきています**。

さらには、**軽い運動でも、たまに行うだけでも、まったく運動しないよりははるかに効果があります**。

いますぐ腹筋をしてみる、エスカレーターでなく階段を使ってみるなど、気軽な気持ちでまずは1分からでも始めてみましょう。

運動と認知機能の関わりを示すさまざまな研究

福岡県久山町の調査では、
週1回でも運動している人は
運動していない人に比べ、
アルツハイマー型認知症の
リスクが約40%低かった

九州大学による、65歳以上の住民を対象とした追跡調査。左の結果に加え、血管性認知症なども含めた全認知症の発症リスクは、運動している人のほうが20%低かった。

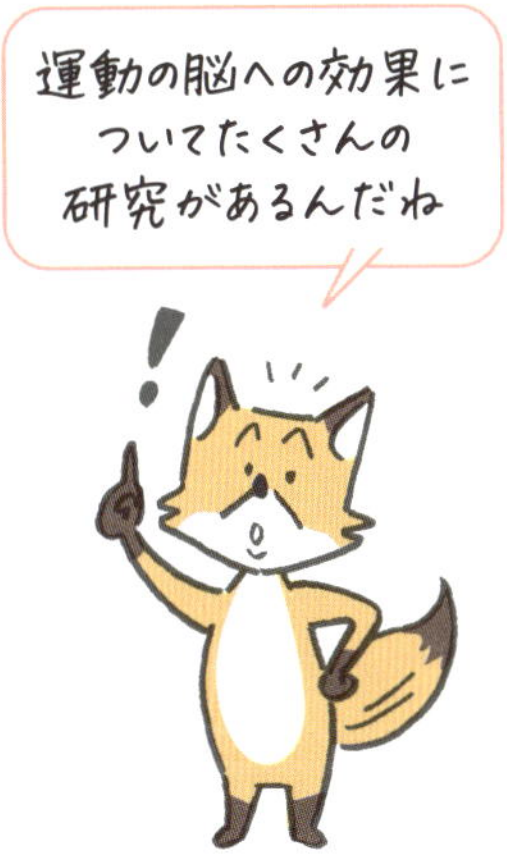
運動の脳への効果についてたくさんの研究があるんだね

アメリカのイリノイ大学の研究で
中高年の被験者に
やや速いウォーキングの習慣を
6か月間続けてもらった結果、
脳の海馬が2%大きくなった

通常、加齢によって年に1～2%は海馬が縮小することを考えると、ウォーキングをしなかった場合と比べて3～4%の差が出ていることになる。

カナダのコンコルディア大学が
19～79歳の健康な成人331人を
対象にした調査では、
1日に上がる階段が1階分多いと、
脳年齢は半年強若かった

同研究は「教育期間の長さ」や「1日に上る階段の数」と、MRI検査で調べた脳年齢との関わりを調査したもの。教育期間が1年長いと脳年齢は1歳若い、という結果も出ている。

運動で脳にいい体内物質が分泌

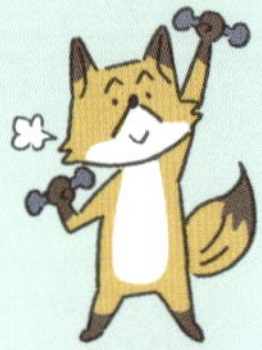

運動をすると、体中から脳が喜ぶ物質が分泌される

運動による脳への作用として注目すべきが**「エクセルカイン」と総称される体にとって有益な物質**です。例えば、運動で骨が刺激されると、骨からオステオカルシンという物質が分泌されることが知られています。ほかにも運動をすると、筋肉や肝臓、膵臓《すいぞう》からエクセルカインが分泌されます。

これらの物質は血管を通って脳の海馬へと運ばれていき、海馬で新しい神経細胞がつくられるのを助けます。海馬は記憶を司る部位ですから、細胞の新生によって記憶力向上が期待できます。

ウォーキングだけでなく筋トレも取り入れよう

どんな運動でも脳の働きに有益ですが、**特に有酸素運動（ウォーキング、ジョギングなど）と筋トレの効果は多くの研究で明らかになっています**。

すでにウォーキングを習慣にしている人は多いかもしれませんが、**併せて腹筋や腕立て伏せ、スクワットなどの筋トレも意識的に取り入れるようにしましょう**。中高年になると筋力が衰えやすく、1日1万歩歩いても筋力が落ちることがわかっています。厚生労働省は週2〜3日の筋トレを推奨していますから目安にしてみてください。

運動で分泌されるエクセルカインが海馬を大きくする

運動をすると、体のなかでは……

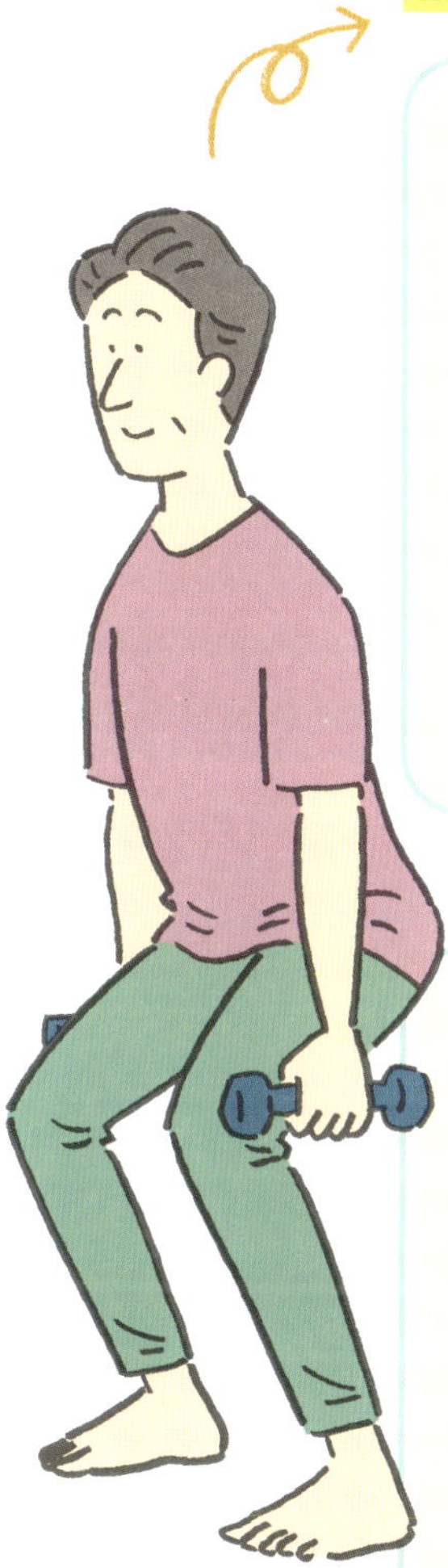

筋肉や肝臓などから脳にいい体内物質が分泌される（エクセルカイン）

- 肝臓 → β-ヒドロキシ酪酸
- 膵臓 → インスリン
- 筋肉 → カテプシンB、乳酸、IL-6
- 骨 → オステオカルシン

肝臓からはβ-ヒドロキシ酪酸が、肝臓からはインスリンが、というように、運動をすると体のさまざまな臓器から体内物質が分泌。これらを総称して「エクセルカイン」という。

↓ エクセルカインが脳へ

海馬で脳由来神経栄養因子（BDNF）の分泌が増える

エクセルカインは血液によって脳の海馬へと運ばれ、海馬で「脳由来神経栄養因子（BDNF）」というたんぱく質を増やす助けになる。このBDNFは海馬での細胞新生を増やし、海馬を大きくする働きがある。

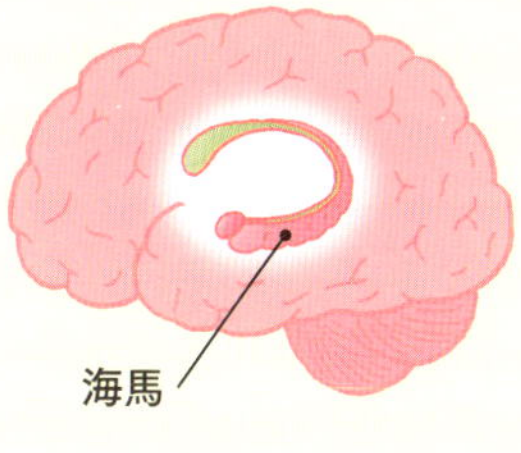

↓

海馬での細胞新生が増え、海馬が大きくなる

おすすめはインターバル速歩

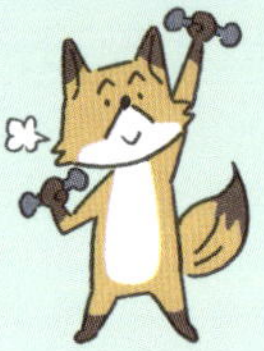

インターバル速歩は 有酸素運動と筋トレを兼ねる

有酸素運動と筋トレを兼ねる、おすすめの運動法があります。それが「インターバル速歩」（NPO法人熟年体育大学リサーチセンター推奨）です。**「ゆっくり歩き」と「さっさか歩き（速歩き）」を3分おきに繰り返すウォーキング法で、さっさか歩きはややきついと感じる程度のスピードで行い、ゆっくり歩きで呼吸を整えます**。さっさか歩きで筋肉に負荷がかかり、筋トレ効果があるのです。

認知機能改善のほか、体力の向上や生活習慣病の改善など、さまざまな健康効果が期待できます。

外に出るのが億劫な日は その場足踏みでもOK

天気が悪かったりして、外にウォーキングに出かけるのが億劫《おっくう》に感じる日もあるはず。そんなときは**家のなかでその場足踏みをしてください**。きちんと太ももを上げて行うと効果的です。

また、筋トレや有酸素運動の後は、牛乳を飲むのがおすすめです。**牛乳に含まれるたんぱく質は、運動後に摂取すると筋肉をつくるのを促進してくれます**。また運動後の水分補給として牛乳を飲むと、血液量が増して脱水を防ぐことができ、熱中症予防になります。

インターバル速歩のやり方

さっさか歩き（速歩き）3分

ゆっくり歩き 3分

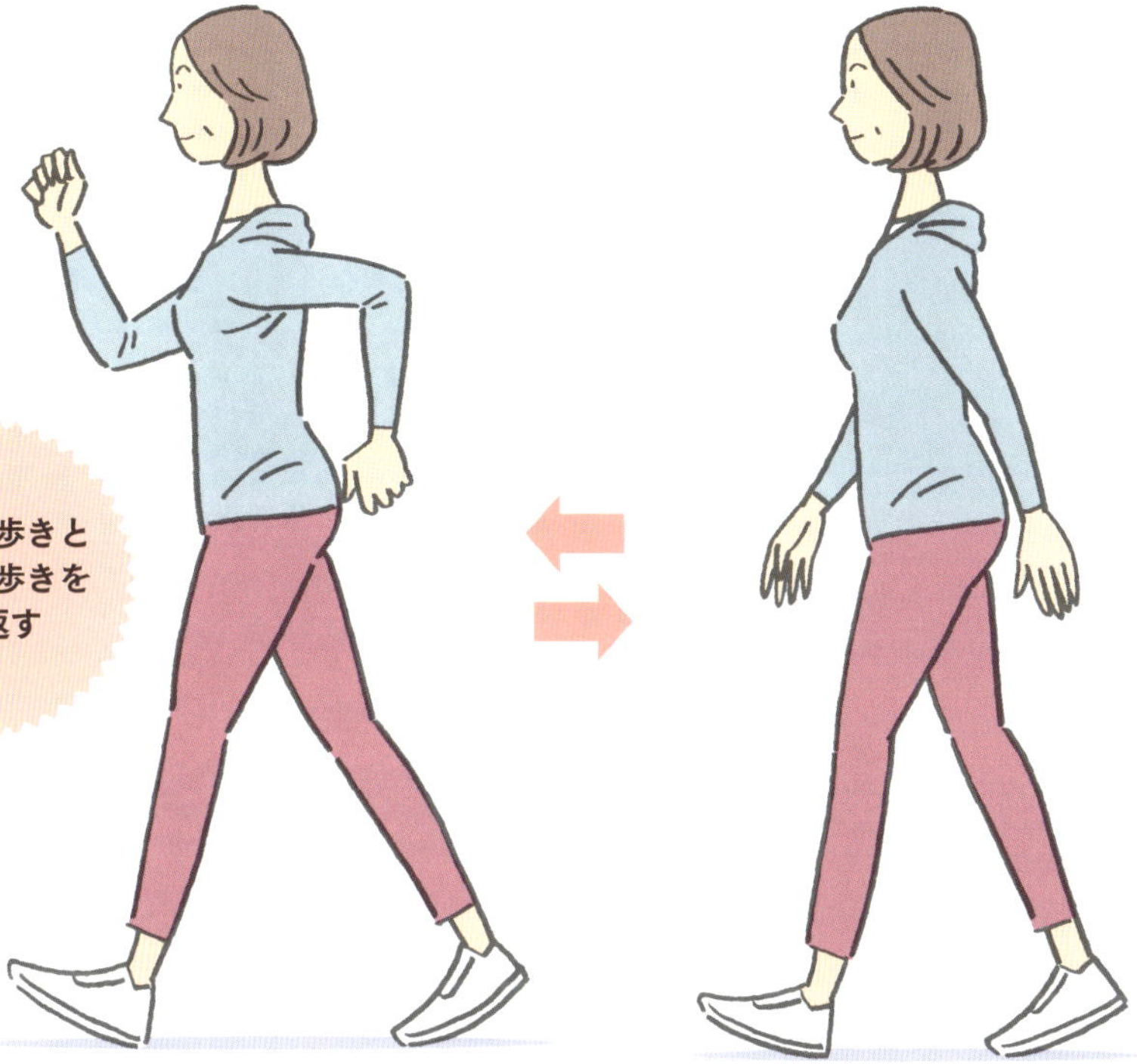

ゆっくり歩きとさっさか歩きを繰り返す

ややきついと感じる速度で。前屈みだと腰を痛めかねないので、胸を張る。大きな歩幅でかかとから着地を。腕は後方に引くのを意識して振る。

歩きやすいシューズを履くこと。ゆっくり歩きのときは息を整えられるくらいのスピードで歩く。

さっさか歩きの一週間の合計時間が60分になるのを目安に行うとよい

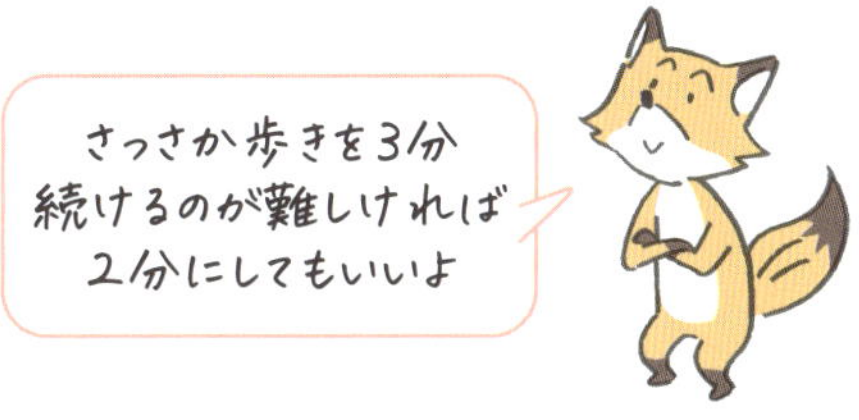
さっさか歩きを3分
続けるのが難しければ
2分にしてもいいよ

※「インターバル速歩」はNPO法人熟年体育大学リサーチセンターの登録商標です

運動時に頭を使うと記憶力向上

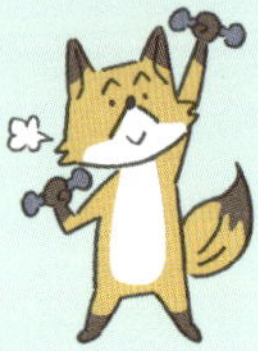

ウォーキングをしながら、ひとりじゃんけんをしてみよう

42ページで紹介したインターバル速歩のゆっくり歩きのときや通常のウォーキングの際、**余裕がある人は「ひとりじゃんけん」をしてみましょう。**

前に振った手で、グーチョキパーのどれかを出します。その手に勝つように、次に前に出てくる反対側の手を出しましょう。左右の手でそれを繰り返します。慣れてきたら、今度は次に出る手が負け続けるように出すなど変化を加えてみましょう。

ウォーキングのような有酸素運動をすると記憶に関わる海馬に新しい神経細胞ができやすくなりますが、同時にひとりじゃんけんを行って頭を使うことで、記憶力の向上が期待できます。

運動に知的活動を組み合わせると脳トレ効果はさらに上がる

運動と頭を使う活動はそれぞれに脳にいい働きがありますが、組み合わせることによって、より高い効果が表れることがわかっています。左のページで紹介する方法をぜひ取り入れてみてください。

認知症の一歩手前といわれる軽度認知障害（ＭＣＩ）の人に、頭を使う活動を組み合わせた運動を継続してもらったところ、認知機能の改善に効果があったという研究報告もあります。

運動をしながら頭を使う例

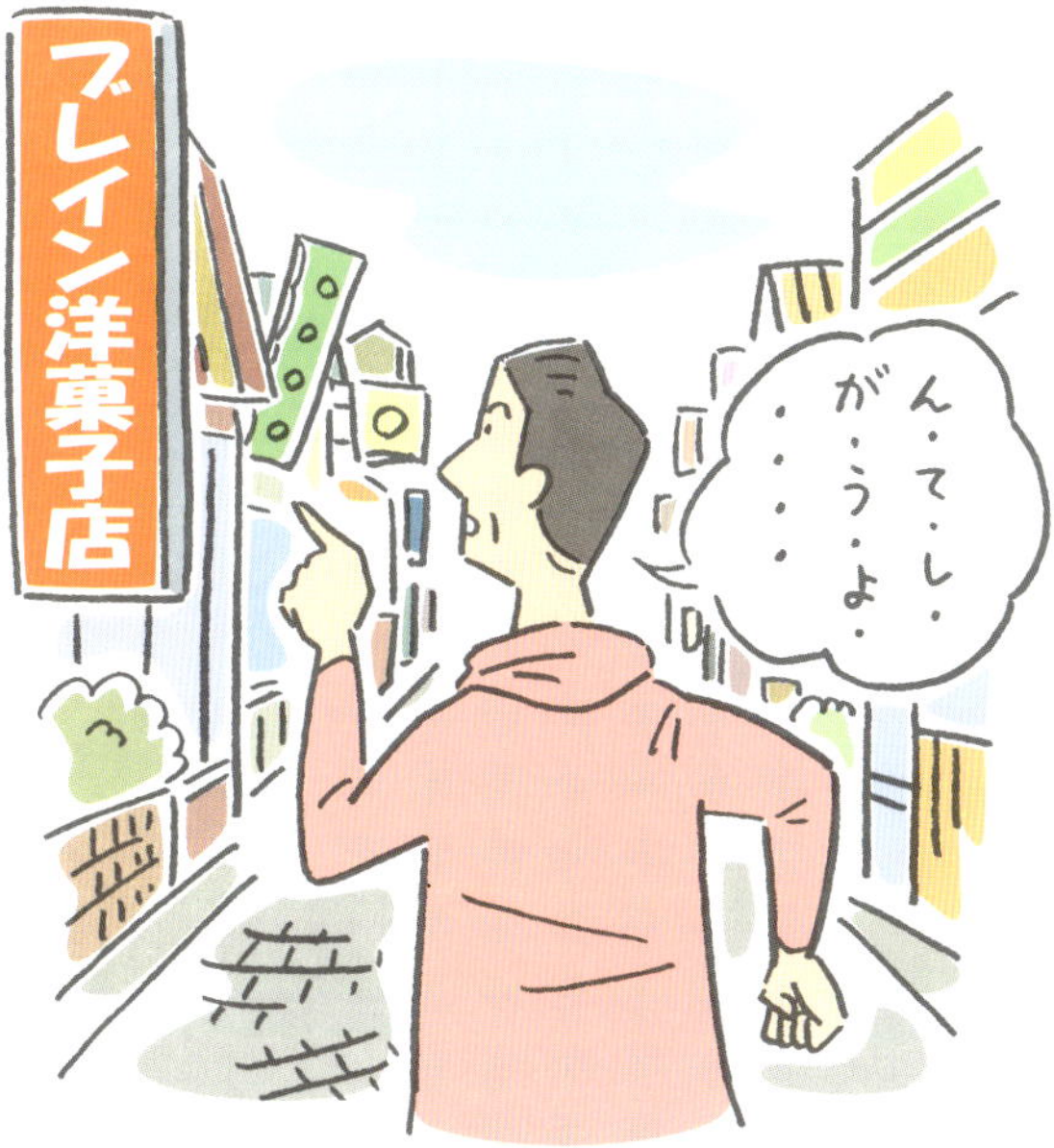
ブレイン洋菓子店
ん・て・し・
が・う・よ・
・・・・

ウォーキングをしているときや、エアロバイクをこいでいるとき、階段を降りているときなど、余裕がある運動のときに下記のような方法で頭も使おう。

運動をしながら

逆さ読みをする

歩いているときに看板を見つけたら、頭のなかでひらがなに変換して逆さから読んでみよう。看板がなければ、著名人や知人の名前を思い浮かべて、それの逆さ読みをしてみるのでもOK。

運動をしながら

計算をする

「100から7を繰り返し引き、最後まで引いたら今度は7を足していく」「数字の看板を見かけるたびにその数字を足す」など、計算で頭を使うのもおすすめ。

運動をしながら

しりとりをする

ひとりでするのもOKだが、仲間がいるなら一緒にしりとりをしながら運動するのも楽しい。「芸能人の名前」「果物の名前」などテーマを決めると難易度アップ。

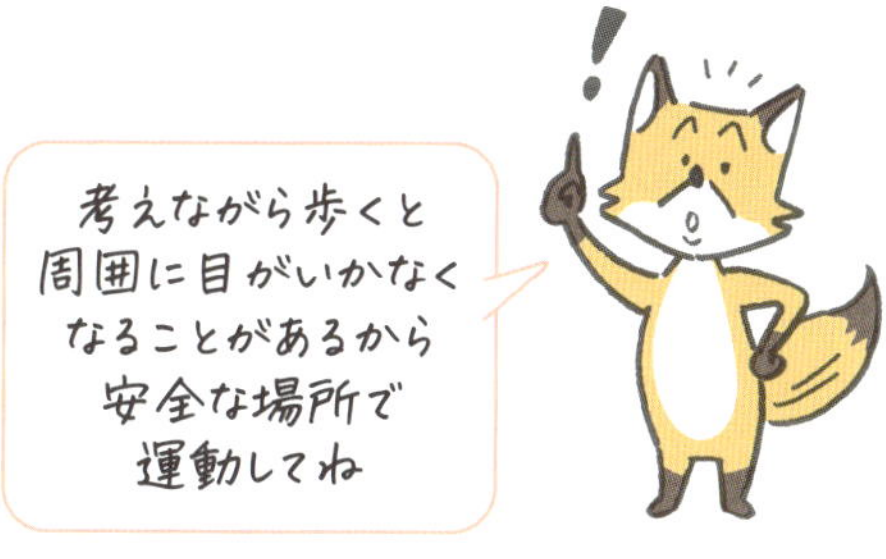
考えながら歩くと
周囲に目がいかなく
なることがあるから
安全な場所で
運動してね

運動をしながら

テーマに沿って10個答えを挙げる

テーマを決めて思いつく答えを挙げていく。例えば、「木へんの漢字は？」「五輪で金メダルをとった選手は？」「日本の都道府県庁所在地は？」など。10個といわず、何個挙げられるかにチャレンジしても。

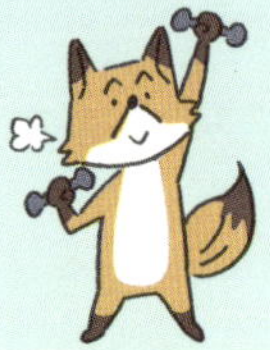

やる気が起きないときの対処法

運動した後の「あ～楽しかった」が次回のやる気につながる

ときには「どうしても運動をする気が起きない」という日もあるかもしれません。やる気を出すためには、脳のやる気に関わる部位「線条体」を発火（神経細胞が活動すること）させましょう。

線条体は行動を起こすと活性化するので、とにかく始めてみるというのはひとつの手。

また、線条体は行動と快感を結びつける場所で、「この行動をするといいことがあるかもしれない」と快感が予測されたときにも活性化します。

ですから、**運動後に「あ～楽しかった」と言うのを習慣にしてみてください**。これを繰り返すと、運動と「楽しい」という快感が結びつき、そのうちに運動しようと思うだけで線条体が快感を予測してやる気が出るようになります。

オノマトペを使って行動を思い描くと脳はより活性化する

行動を具体的に思い描くことでも線条体は活性化しやすくなります。**このとき「テキパキ準備して」「グングン歩く」などオノマトペを使ってみましょう**。脳の活動がより高まるとわかっています。

これらのやる気を出す方法は、運動のみならず家事、仕事、習い事などあらゆることに有効です。

やる気が出ないときは線条体を発火させる

やる気を出すコツ❶

とにかく始める

脳は、いったん行動を始めると、線条体が発火し、やる気が勝手に起こるようにできている。「とりあえず1分だけでもやろう」「5回だけやってみよう」とハードルを低くして、とにかく始めてしまえば、逆に途中で止めるほうが難しくなる。

やる気を出すコツ❷

線条体が発火するイメージを持つ

下のイラストを参考に、自分の脳の線条体の位置をイメージして、発火している様子を思い浮かべよう。「線条体が真っ赤になって、やる気がムクムク湧いてくる！」と具体的にイメージできれば、実際に線条体が活性化してやる気が出てくる。

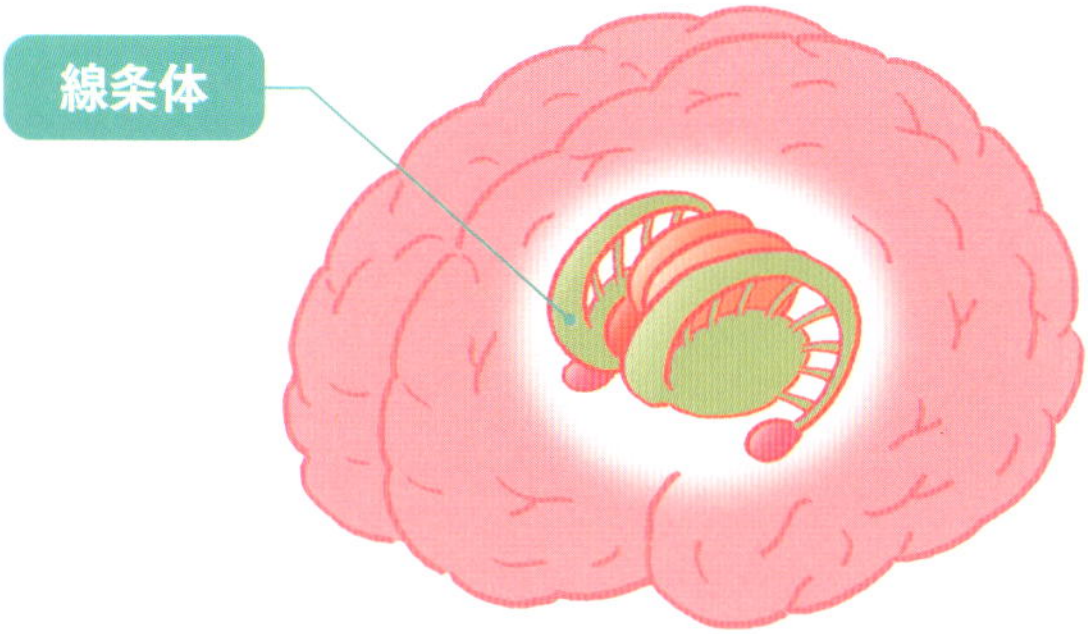
線条体

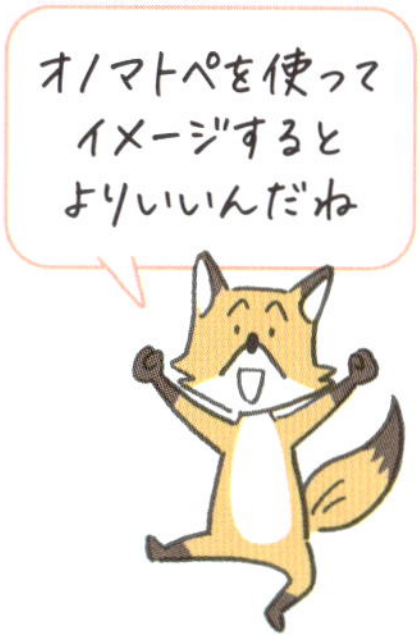
オノマトペを使って
イメージすると
よりいいんだね

やる気を出すコツ❸

行動しているところを具体的に想像する

「布団を出て、着替えて、玄関を出てウォーキングに出かけよう！」というように行動を映像として具体的に思い描くと、脳のなかで行動を司る「運動関連野」が刺激され、行動につながりやすい。オノマトペを使ってイメージすると、さらに効果的。

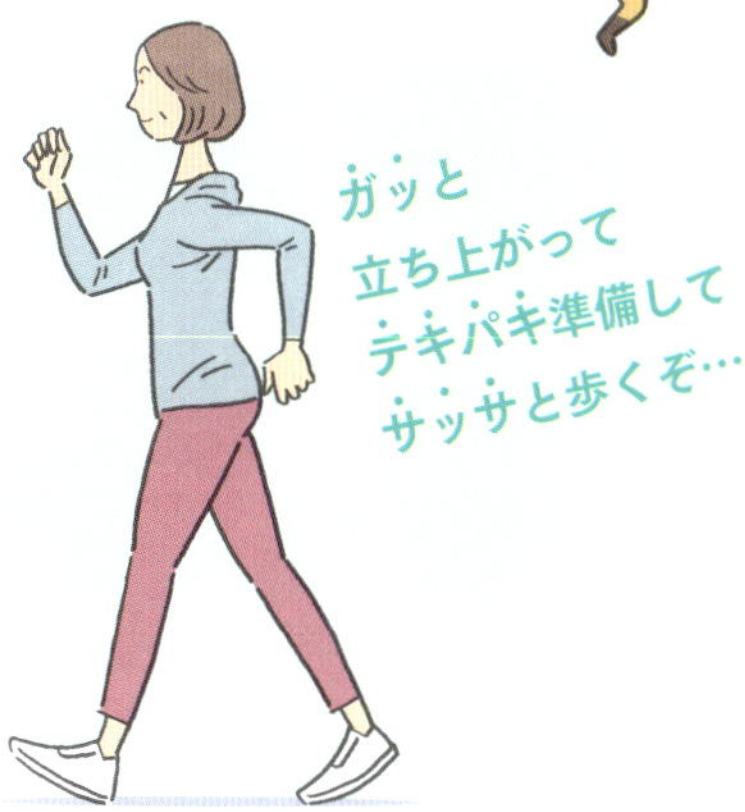
ガッと
立ち上がって
テキパキ準備して
サッサと歩くぞ…

Q3

睡眠時間と認知症の発症リスクには
関わりがあることが多くの研究で
指摘されています。
AとBのうち間違っているのは
どちらでしょうか？

A 短すぎる睡眠は認知症の
発症リスクを上げる

B 寝れば寝るほど
認知症の発症リスクは下がる

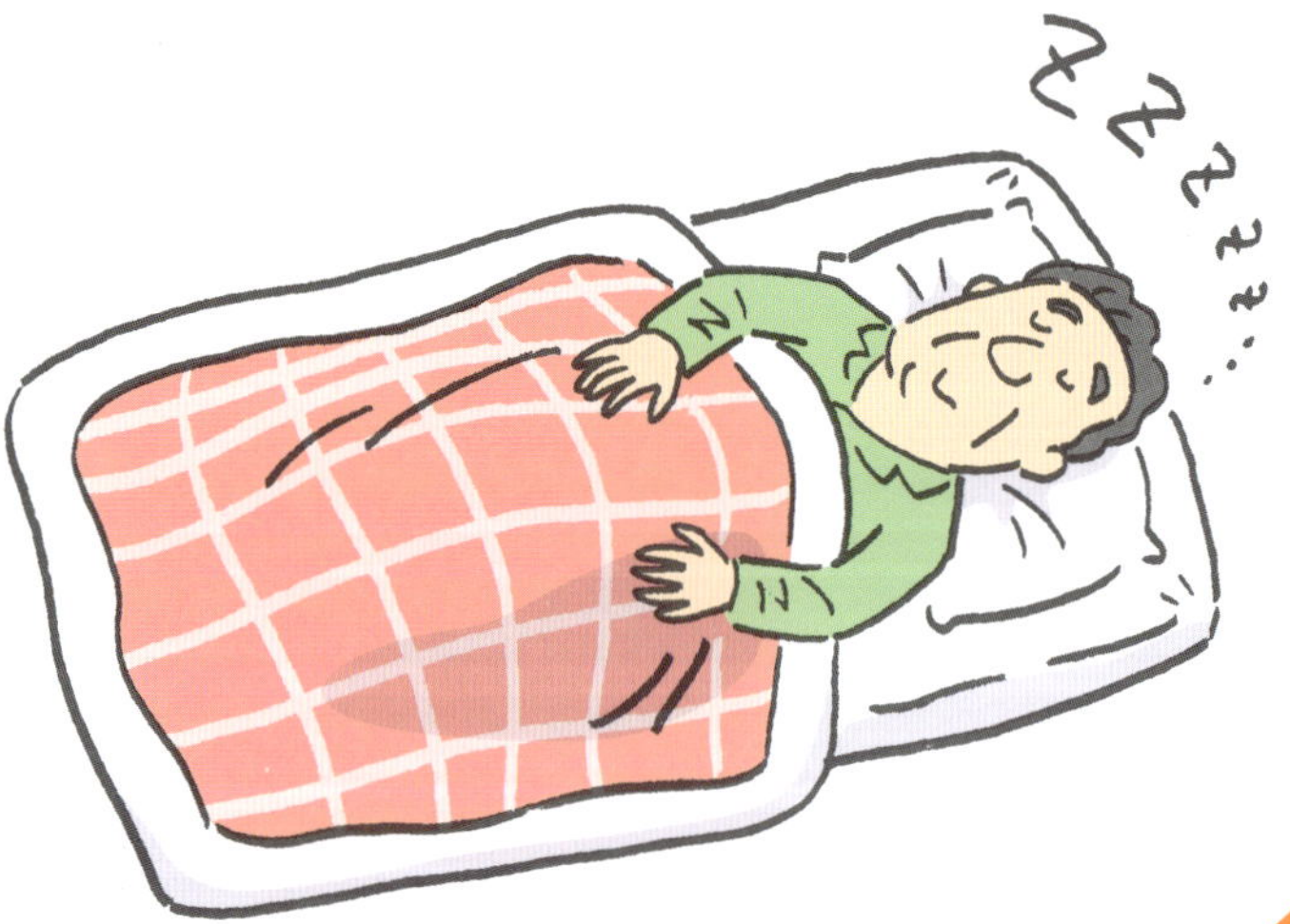

習慣 ≫ 3

質のいい眠りで脳を休ませる

↓ 睡眠の過不足が認知症のリスクを高める

答え B

60 歳以上が対象のある研究では、5 時間未満の睡眠も 10 時間以上の睡眠も認知症の発症リスクが高かった（→ P53）。B が間違い。

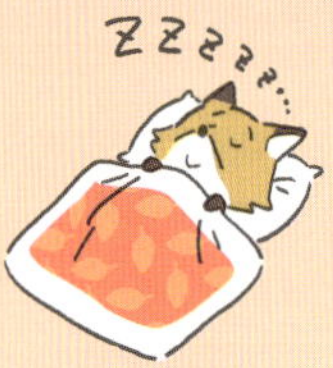

眠っている間に記憶は定着する

眠ることで脳は疲労を回復。脳を修復する成長ホルモン分泌も

適切な睡眠をとることは脳にとって欠かせない習慣です。脳も体と同様に睡眠で疲労回復する必要があります。**起きている間、脳は常に膨大な情報を処理しています。眠ることで休ませましょう。**

また、睡眠中には成長ホルモンが分泌されます。**成長ホルモンは子どもの成長に関係しますが、成人においても、脳や体を修復する働きがあります。**

一方で「脳を休ませる」といっても脳は睡眠中に完全に休んでいるわけではありません。生命維持に関わる脳幹や大脳《だいのう》辺縁系《へんえんけい》は活動を続けています。

睡眠中に記憶の整理が行われる。覚えたければ眠るべき！

さらに記憶を司る海馬も睡眠中に活動を続けていて、記憶の固定と整理という大切な役割を担っています。**これは、適切な睡眠をとらないと記憶力の低下を招く可能性があるということです。**

例えば徹夜で勉強して試験に臨むのは脳科学的に見ると大間違い。記憶を定着させたいなら、きちんと眠るべきなのです。眠っている間に脳は勝手に学習を進めてくれています。

加齢で記憶力が低下するのも、歳をとると眠りが浅くなるからではないかという指摘もあります。

脳は睡眠中に勝手に学習している

■ 睡眠をはさむ場合とはさまない場合の成績を比較する研究が行われた

被験者が取り組んだのは、キーボードを決められた順番で叩くのを覚える学習。その後、グループ1とグループ2で睡眠をはさむタイミングを変えてテストを3回行った。

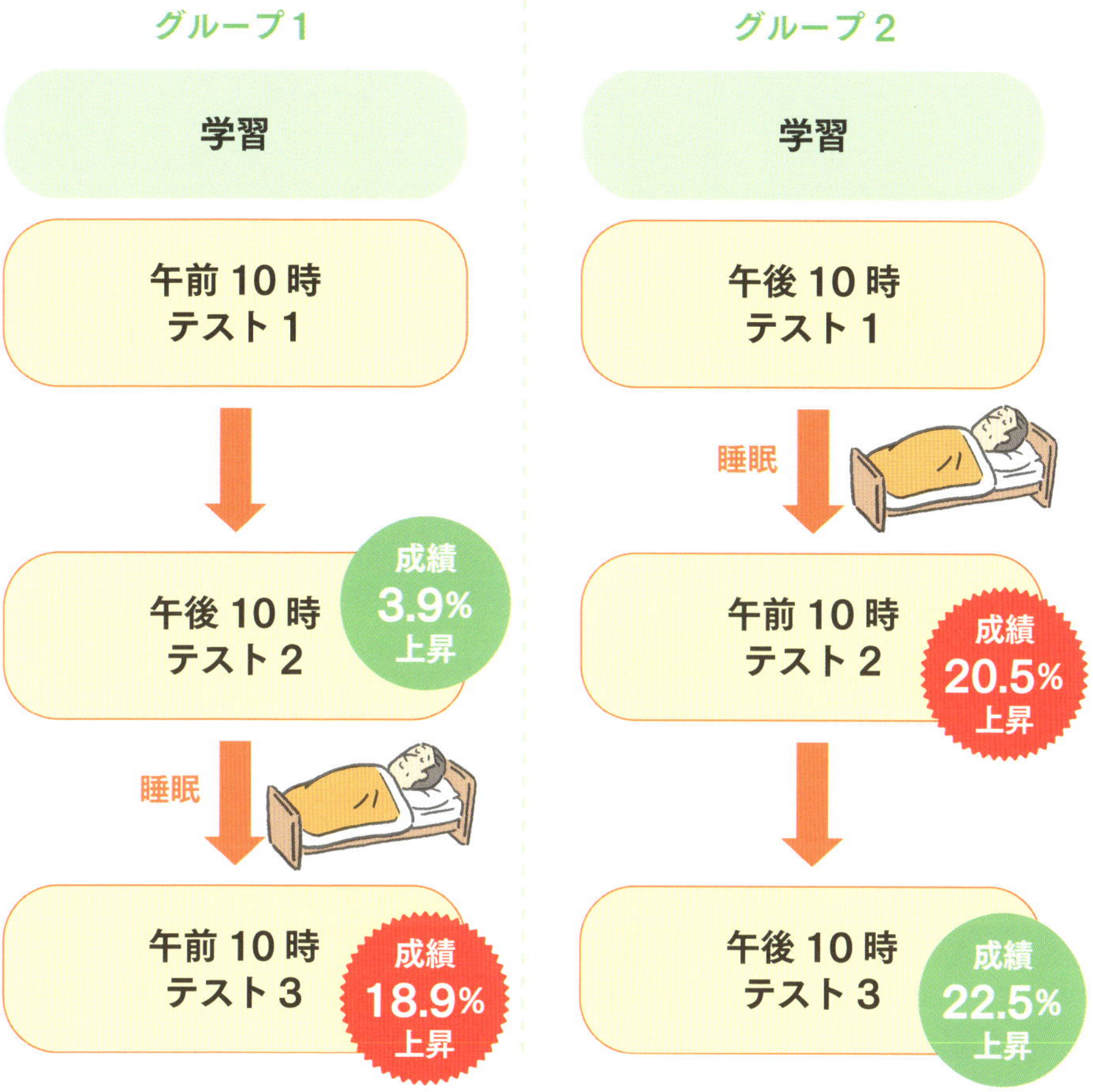
グループ1
学習
午前10時
テスト1
午後10時
テスト2
成績
3.9%
上昇
睡眠
午前10時
テスト3
成績
18.9%
上昇
グループ2
学習
午後10時
テスト1
睡眠
午前10時
テスト2
成績
20.5%
上昇
午後10時
テスト3
成績
22.5%
上昇

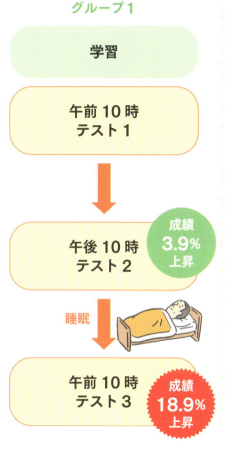

（出所：Matthew P. Walker,et al. Neuron, 2002）

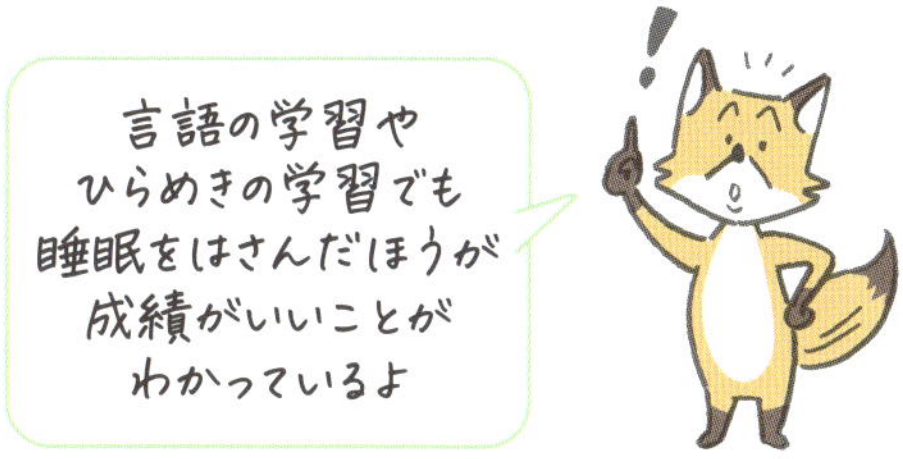
言語の学習や
ひらめきの学習でも
睡眠をはさんだほうが
成績がいいことが
わかっているよ

成績の上昇率はすべてテスト1と比較したときの数値。両グループとも睡眠後に成績が著しく向上。睡眠をはさまないと4%ほどの上昇だったが、睡眠をはさむと約20%も成績が上昇している。

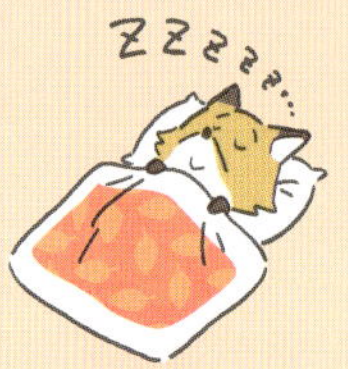

睡眠不足も寝すぎも認知症リスク大

複数の研究で睡眠時間と認知症の関係が指摘されている

睡眠は、認知症の発症と相関関係があることがわかってきています。国内外のいくつかの研究によると、**睡眠時間が短すぎても長すぎても認知症の発症リスクが高まるようです**。九州大学が福岡県久山町の60歳以上の男女を対象に行った追跡調査では、睡眠が5時間未満の人、睡眠が10時間以上の人で発症リスクが著しく高まっています。

なぜ睡眠時間によって認知症の発症リスクが変わるのかはよくわかっていません。「睡眠はアルツハイマー型認知症の原因物質のアミロイドβを洗い流す作用があり、睡眠不足だとその作用が働かないから認知症が起こりやすい」という説もありますが、睡眠時の排出の役割はそれほど大きいのか、アミロイドβの蓄積が睡眠時間を短くしているのではないか、などの疑問も出されています。

必要な睡眠時間は年齢とともに少なくなる

必要な睡眠時間には個人差があります。目安として、厚生労働省は成人に6時間以上の睡眠を推奨しています。一方で、**必要な睡眠時間は加齢とともに減っていきますが、高齢者は寝床で必要以上に長く過ごしがちです**。寝すぎも注意しましょう。

睡眠時間も認知症の発症リスクと関わりがある

■ 5時間未満の睡眠、10時間以上の睡眠は高リスク

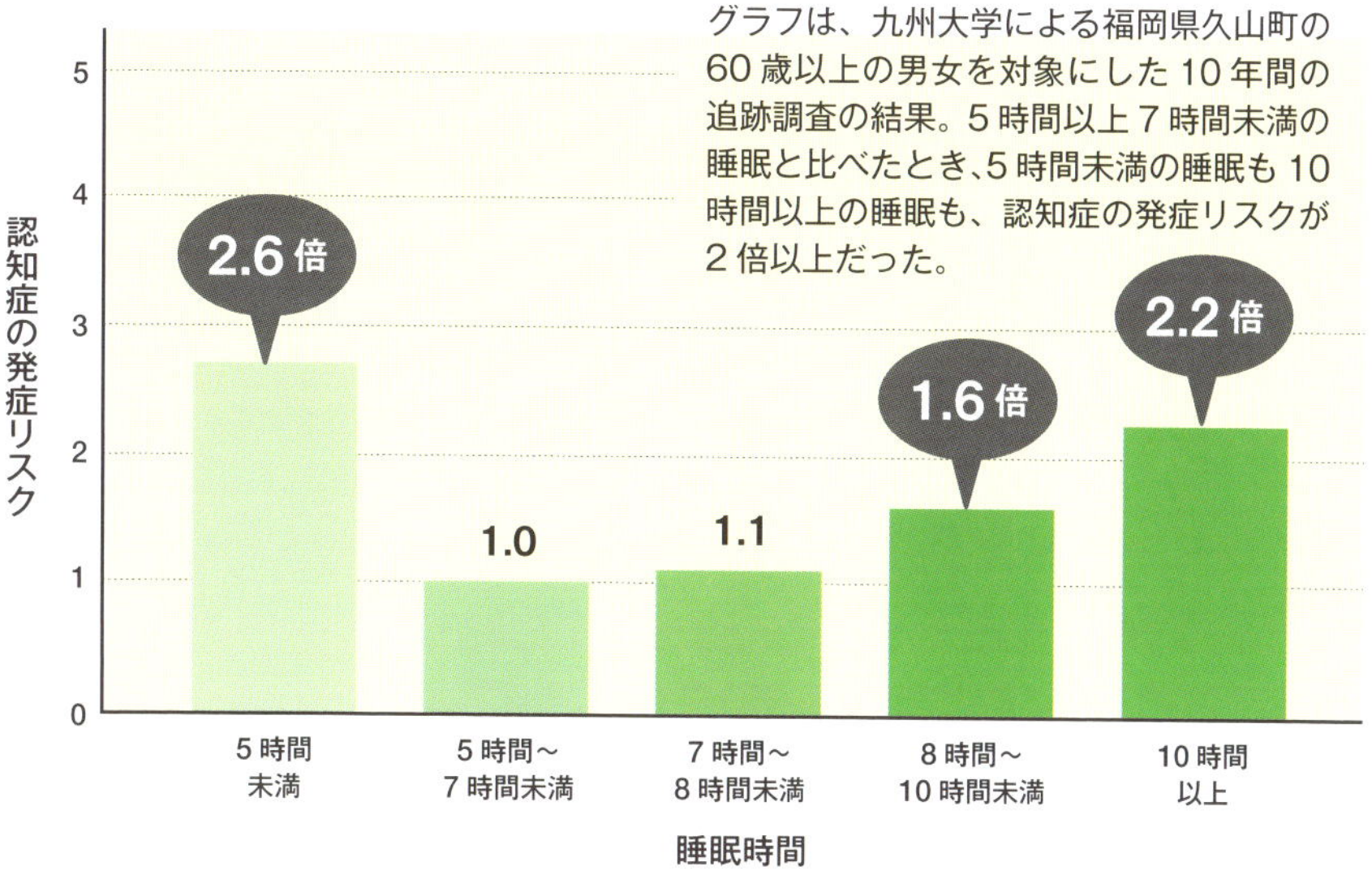
認知症の発症リスク
0
1
2
3
4
5
2.6倍
1.0
1.1
1.6倍
2.2倍
5時間
未満
5時間～
7時間未満
7時間～
8時間未満
8時間～
10時間未満
10時間
以上
睡眠時間

グラフは、九州大学による福岡県久山町の60歳以上の男女を対象にした10年間の追跡調査の結果。5時間以上7時間未満の睡眠と比べたとき、5時間未満の睡眠も10時間以上の睡眠も、認知症の発症リスクが2倍以上だった。

（出所：Ohara T, et al. J Am Geriatr Soc.2018）

■ 〝日本人は睡眠不足〟の一方、リタイア世代は寝すぎが問題

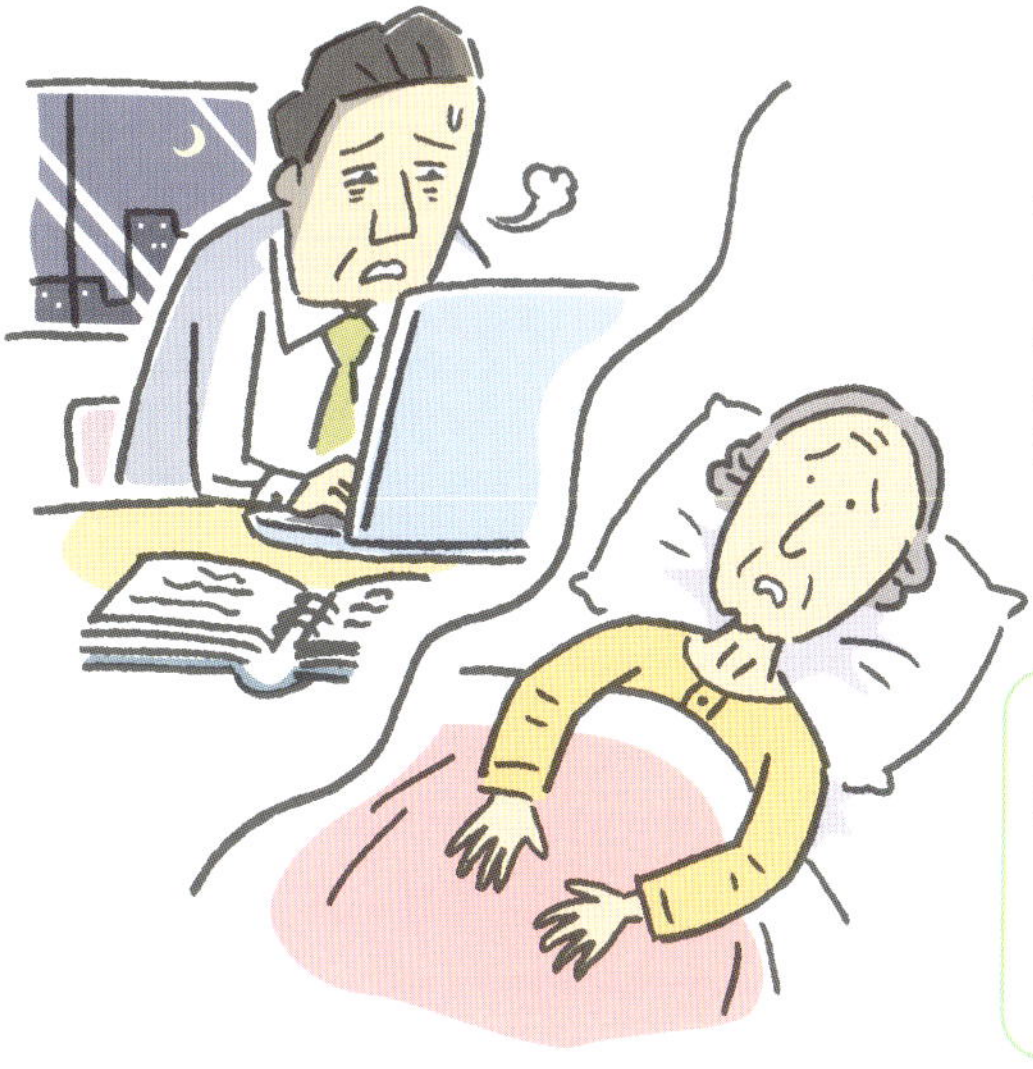

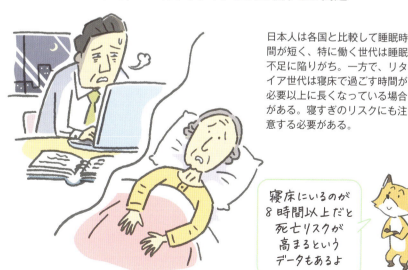

日本人は各国と比較して睡眠時間が短く、特に働く世代は睡眠不足に陥りがち。一方で、リタイア世代は寝床で過ごす時間が必要以上に長くなっている場合がある。寝すぎのリスクにも注意する必要がある。

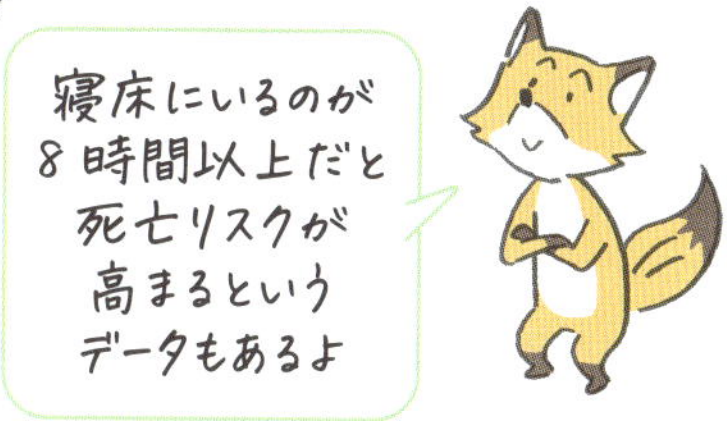
寝床にいるのが
8時間以上だと
死亡リスクが
高まるという
データもあるよ

自分の睡眠負債を計算してみる

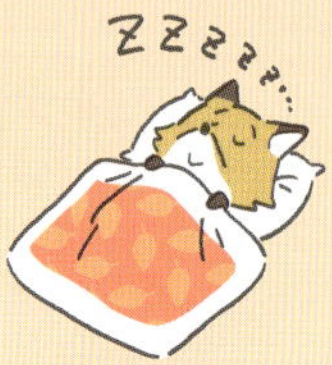

平日と休日で睡眠時間が異なる人は要注意

自分は適切な睡眠がとれているのかどうか、脳のためにも一度振り返ってみましょう。

まず、**平日（仕事のある日）と休日（仕事のない日）の睡眠時間が異なる人は要注意です**。

特に働く世代は、平日に十分に睡眠がとれていない人が少なくありません。睡眠不足が慢性化して借金のように蓄積した状態を「睡眠負債」といいますが、平日の睡眠負債を解消しようと、休日に寝だめをしてしまいがちです。

この場合、寝だめをしないよりはしたほうがいいのですが、**睡眠不足による健康への悪影響を寝だめで完全に解消することはできません**。

アラームなしで起きられないなら睡眠不足の可能性がある

また、平日と休日で就寝時刻や起床時刻にズレが生じると、体内時計が乱れます。**これは時差ボケのような状態で「ソーシャルジェットラグ（社会的時差ボケ）」と呼ばれます**。平日も休日と同じように眠れるよう、睡眠習慣を見直しましょう。

理想は毎日決まった時間に、目覚ましアラームなしで起きられること。それができていれば、睡眠時間は足りていると考えていいでしょう。

自分の睡眠時間を分析し、改善しよう

■ ソーシャルジェットラグをチェックしてみよう

例 平日（仕事のある日）は24時就寝6時起床、
休日（仕事のない日）は24時就寝8時起床の場合

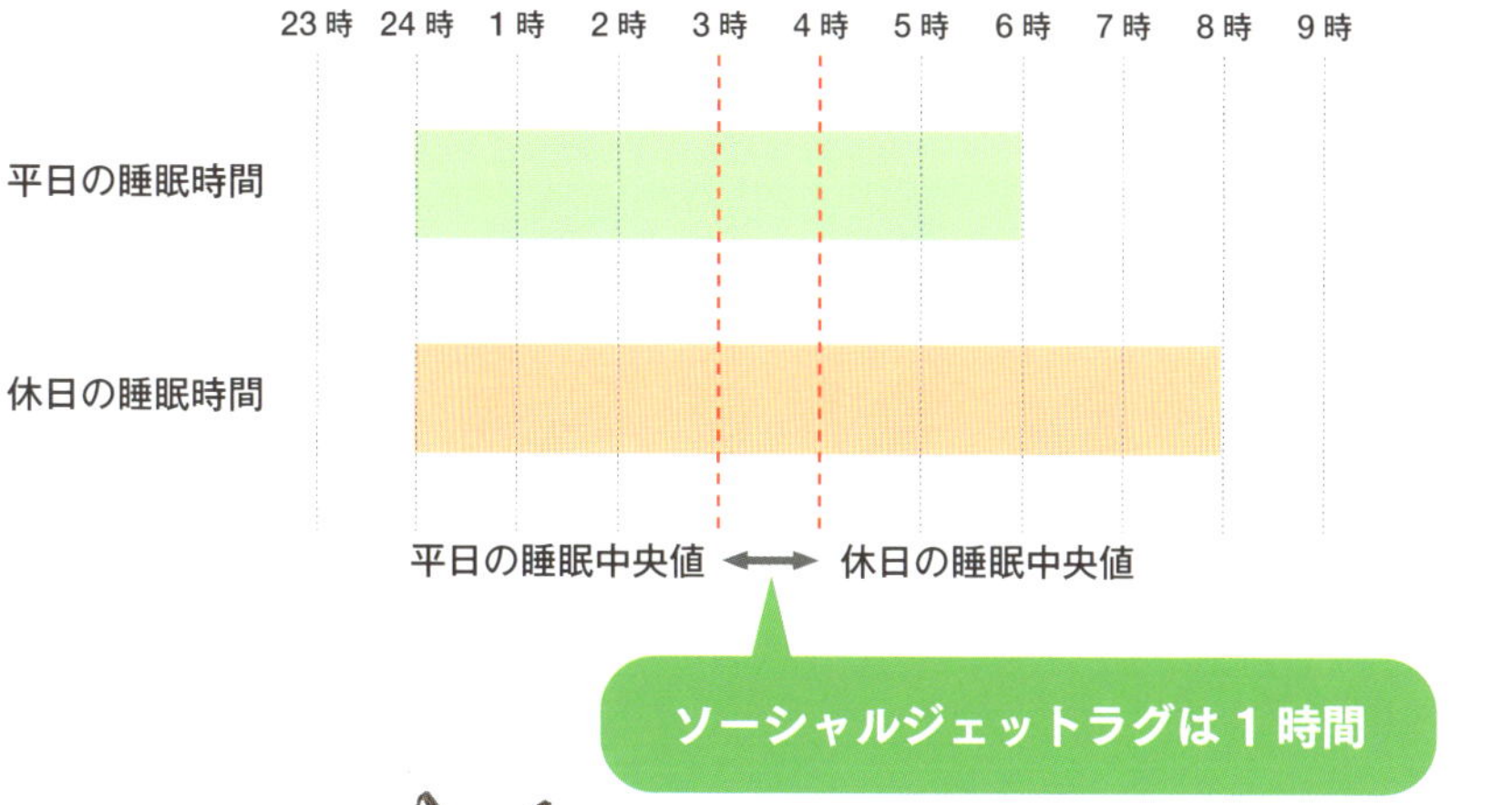
23時
24時
1時
2時
3時
4時
5時
6時
7時
8時
9時
平日の睡眠時間
休日の睡眠時間
平日の睡眠中央値
休日の睡眠中央値
ソーシャルジェットラグは1時間

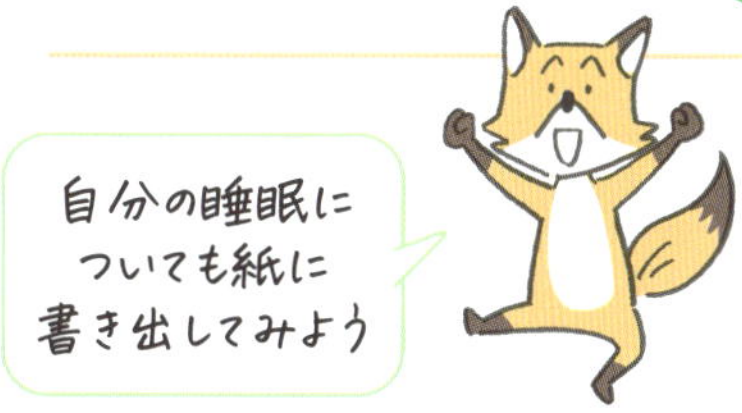
自分の睡眠について も紙に書き出してみよう

平日と休日の睡眠の中央値の差がソーシャルジェットラグ（社会的時差ボケ）で、慢性的な睡眠不足の表れ。ソーシャルジェットラグの値が小さくなるように睡眠習慣を見直そう。

■ 1日に必要な睡眠時間を計算してみよう

週の合計睡眠時間
（平日の合計睡眠時間＋休日の合計睡眠時間） ÷7＝ **1日あたりに必要な睡眠時間**

例 平日（仕事のある日）5日間は24時就寝6時起床、
休日（仕事のない日）2日間は24時就寝8時起床の場合は、
週の合計睡眠時間が46時間なので、
46時間÷7＝約6.6時間　が1日あたりに必要な睡眠時間となる。

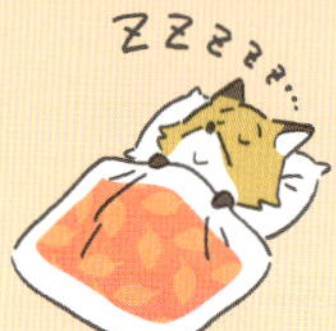

朝型と夜型では脳の働く時間が違う

夜型の人が無理に朝型生活に合わせると、さまざまな支障が出る

睡眠のリズムを整えるうえで自分が「朝型」か「夜型」かを知っておくこともおすすめです。

起床時間、入眠時間など、人それぞれに適した生活リズムがあり、脳を働かせやすい時間帯も違います。こういった時間的特性を「クロノタイプ」といいます。大きく分けると、朝型か、夜型かです。

クロノタイプは遺伝的要因が大きく、生まれつき夜型の人が朝型の生活に合わせようとしても脳がうまく働きません。無理せず体質に合わせた生活を心がけたほうがよいのです。

左のページで簡易的な診断法を紹介していますが、より詳しく知りたい人はインターネット上で「クロノタイプ診断」と検索してみてください。質問に答えることで診断できるサイトがあります。

歳をとると若い頃に比べて朝型になる傾向がある

歳をとって若い頃より早起きになったという人もいるでしょう。**朝型か夜型かは、年齢によっても変化することがわかっています**。

幼い子どもは朝型が多いのですが、10代後半から20代前半は夜型化する傾向にあります。そして高齢になると朝型の人が増えるのです。

朝型か夜型かを簡易的に診断してみよう

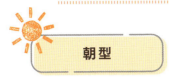

朝型

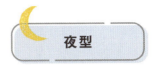

特徴

- 朝から昼にかけて脳がよく働く
- 早起きが得意
- 寝つきがいい

夜型

特徴

- 午後から夜にかけて脳がよく働く
- 朝起きてもまだ眠い
- 寝つきがよくない

朝型か夜型かは遺伝的要因が強く関わる。夜型の人は無理に朝型に合わせようとせず、自分に合った生活リズムで過ごしたほうが健康のためにはいい。

■ 朝型か夜型かを調べる方法

仕事のない日の睡眠開始時刻
（床についた時刻ではなく
実際に寝入った時刻。24 時間表記。
24 時以降は「25 時」「26 時」…とする）
＋
1 週間の平均睡眠時間 ÷ 2

＝仕事のない日の睡眠中央時間調整値

↓

この数値が 27 より小さい場合は 朝型
27 より大きい場合は 夜型
の可能性が高い

例　23 時に睡眠開始、1 週間の平均睡眠時間は 7 時間の場合、
23 ＋ 7 ÷ 2 ＝ 26.5 のため、朝型と考えられる

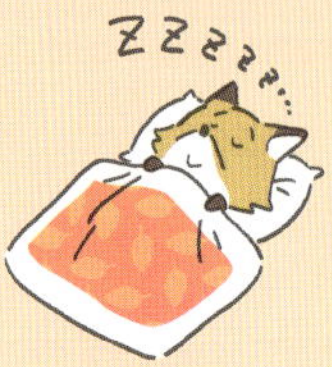

睡眠の質が向上する5つの方法

体内時計を整える工夫をして ぐっすり眠ろう

脳を休ませるためには、質の高い睡眠をとることが大切です。左ページの方法を実践して、体内時計を整え、睡眠環境を快適にしましょう。

そのほか、カフェインが含まれるコーヒー、緑茶、紅茶などには注意が必要です。**覚醒作用があるため夕方以降はなるべく控えましょう**。

また、アルコールは寝つきをよくしますが、睡眠の質を下げるため、寝酒はすすめられません。**昼寝をするなら10～15分程度に**。長時間の昼寝をすると夜眠れなくなってしまいます。

睡眠障害のある人は 医師に相談し、治療に取り組んで

睡眠に関わる病気（睡眠障害）も、眠りを妨げる要因になります。

例えば、ひどいいびきがある人は、「睡眠時無呼吸症候群」の可能性があるかもしれません。この病気は、睡眠中に呼吸が止まり酸欠状態になって、深い睡眠をとることができなくなります。**睡眠時無呼吸症候群のある人は、ない人よりも認知症のリスクが高まるという報告があります**。

気になる症状がある場合は、早めに医療機関に相談して治療に取り組んでください。

よい睡眠のために日常で心がける５つのこと

午前中に日の光を浴びる

朝日によって体内時計がリセットされて睡眠・覚醒のリズムが整う。また、日の光を浴びることで脳内ではセロトニンが分泌される。これは夜になると分泌される睡眠物質メラトニンの原料になる。

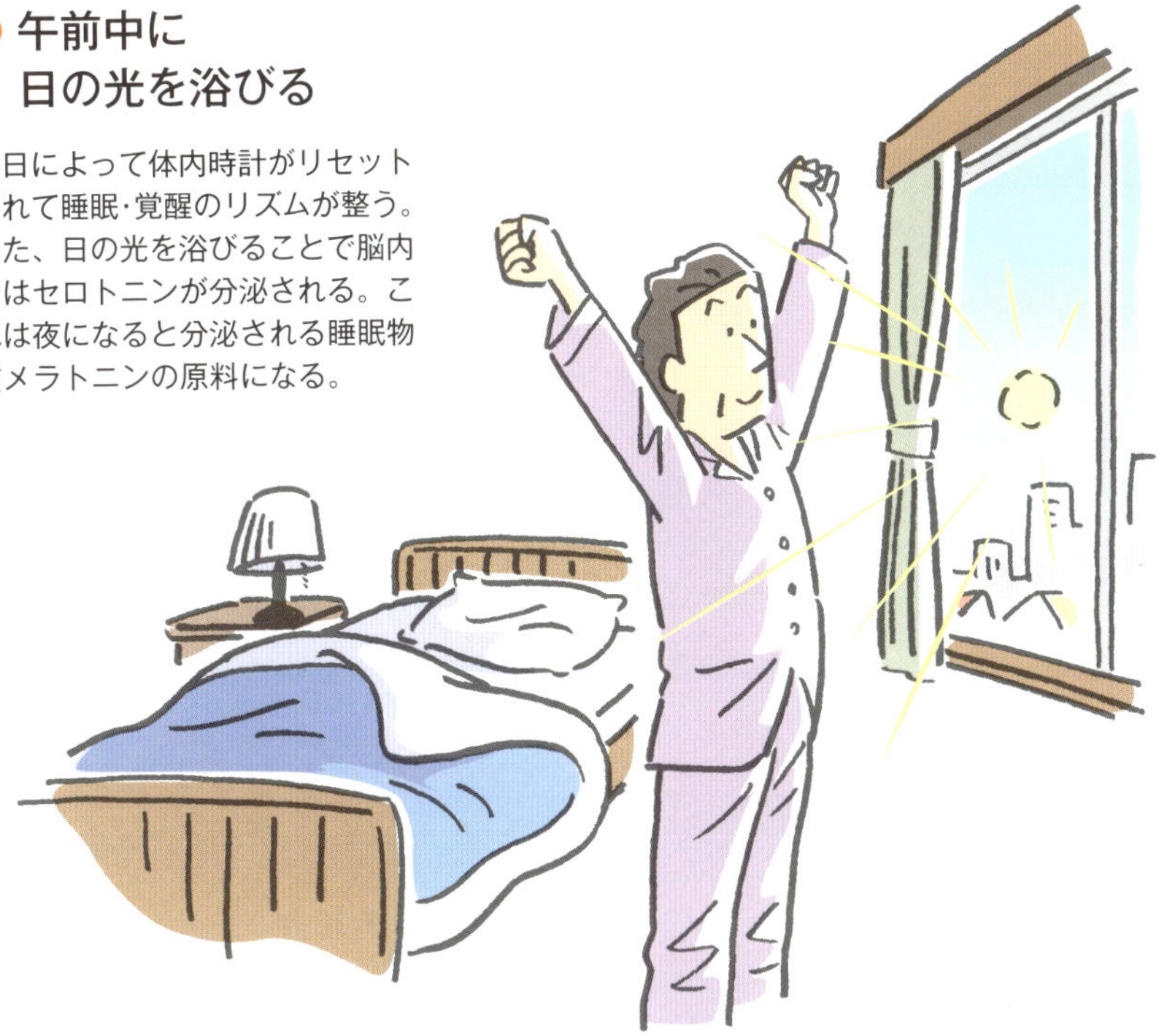

運動をする

眠りたい欲求を高めるアデノシンという物質は、日中の活動量が増えると蓄積されやすくなる。運動を取り入れて活動的に過ごそう。また運動によって、睡眠物質メラトニンの原料となるセロトニンも分泌される。

決まった時間に食事する

１日３食決まった時間に食事をとると体内時計のリズムが整い、睡眠の質が向上する。朝食は抜かないようにすること。睡眠前２時間以内の食事は睡眠の質が低下する可能性があるので避けたほうがいい。

寝る前のスマホ操作に注意

スマホが発するブルーライトは眠りを妨げるが、最近のスマホはブルーライトを抑える設定が可能。また映画を見るような受動的な視聴ならあまり問題ないが、スマホの操作は脳を刺激するので控える。

寝室の環境を整える

寝室の照明は弱くしてできるだけ暗い環境にする。また、静かな環境であることも質の高い睡眠のためには大切。室温は暑すぎず寒すぎない温度を保つこと。夏場はエアコンを活用しよう。

Q4

WHO（世界保健機関）が推奨する
健康的な食事として、間違っているのは
A と B のどちらでしょうか？

A 足りない栄養素はサプリメントで
積極的に補充したほうがいい

B オリーブオイルなどに含まれる
不飽和脂肪酸のほうが、バターなどに
含まれる飽和脂肪酸よりも好ましい

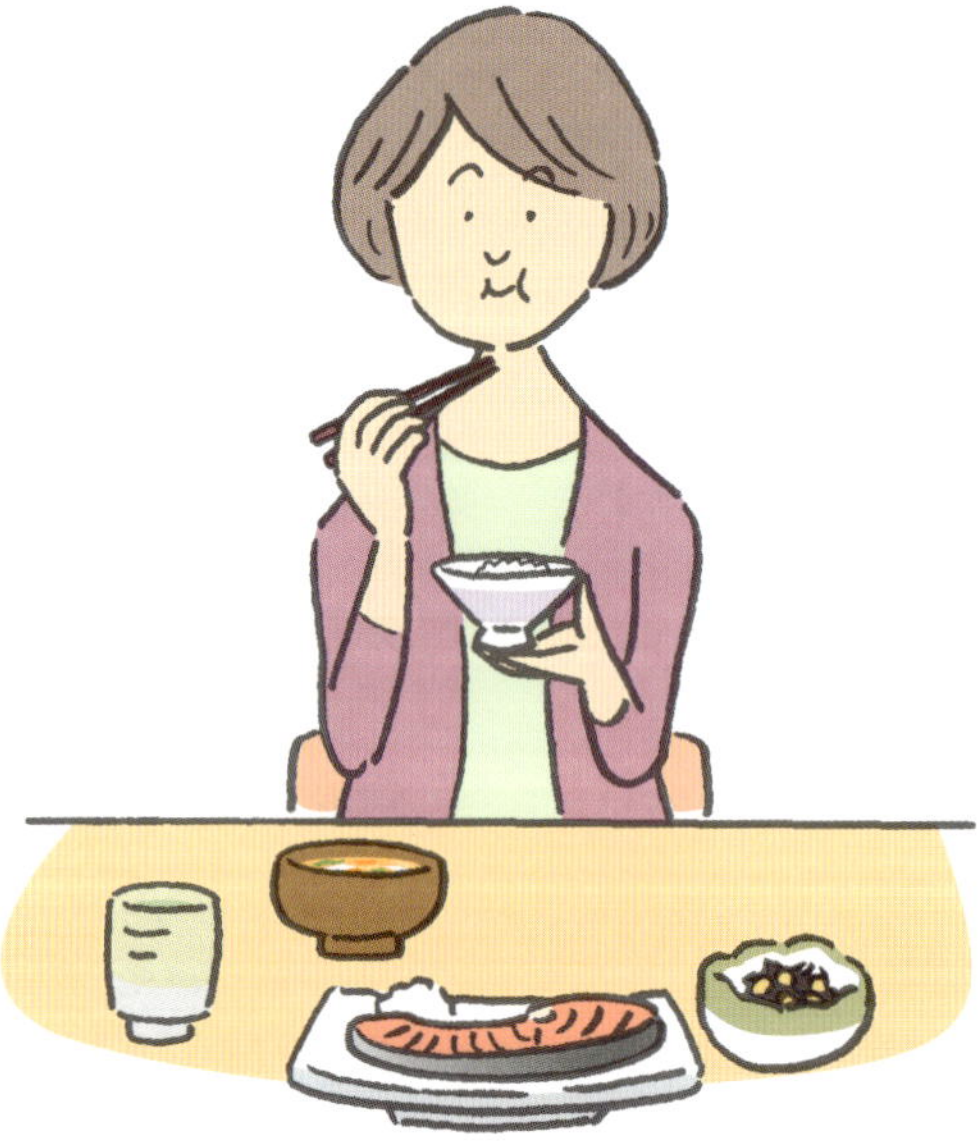

習慣≫4

魚や野菜を中心に食べる

↓

バランスのいい食生活が認知症予防になる

答え A

WHOは認知機能低下や認知症のリスクの予防を目的としたサプリメントの摂取を推奨していない（→ P66）。Bの詳細も66ページへ。

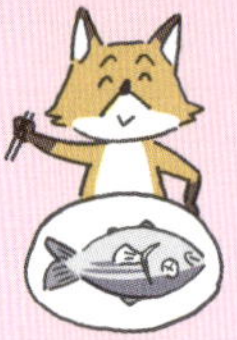

世界で推奨される地中海食とは

魚や野菜を豊富に食べる地中海食をWHOが推奨

脳にいいのは、バランスのとれた食生活です。なかでもＷＨＯが健康的な食生活として推奨しているのが「地中海食」。イタリアやスペイン、ギリシャなど地中海沿岸地域の伝統的な食事のことで、魚や野菜を豊富に食べるのが特徴です。

地中海食を続けると認知症のリスクが低下するという研究報告があります。また、70代を対象に行われた研究では、**地中海食の遵守度が高い人は、低い人に比べて脳の萎縮が少なかった**といいます。

地中海食は、認知症予防や認知機能低下予防のみならず、健康長寿や心疾患のリスク低減への効果もあることがわかっています。

魚に含まれるDHAやEPAは記憶力の低下を抑える

地中海食でよく食べられる魚（特に青魚）には、**DHAやEPAと呼ばれる多価不飽和脂肪酸が多く含まれますが、これらは記憶力の低下を抑えるといわれています**。果物や野菜をたくさん食べることも認知症リスクの低下に関連していると考えられます。そのほか、ナッツや豆類、全粒穀物、オリーブオイル、鶏肉を豊富に食べ、チーズやヨーグルトを頻繁に食べるのも地中海食の特徴です。

何をどのくらい食べる？ 地中海食ピラミッド

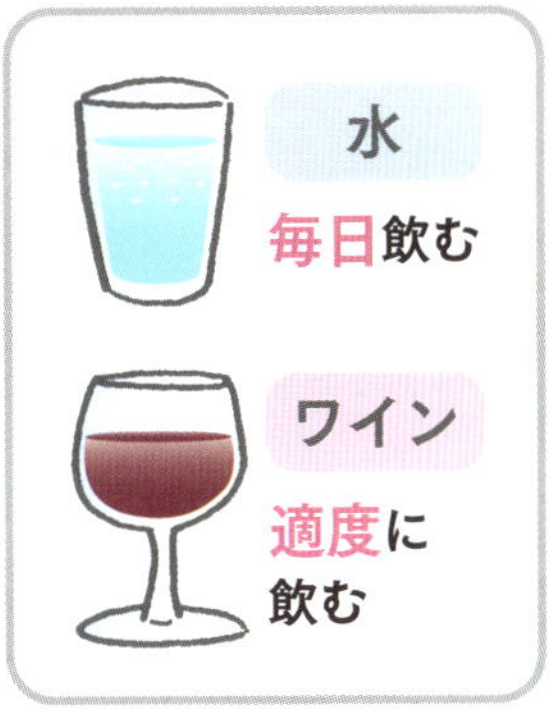
水
毎日飲む
ワイン
適度に
飲む

ピラミッドの下にいくほど高頻度で食べることを示している。魚や野菜を多く食べるほか、油脂はオリーブオイルを使用して、赤身の肉は頻繁に食べないことなどが特徴。

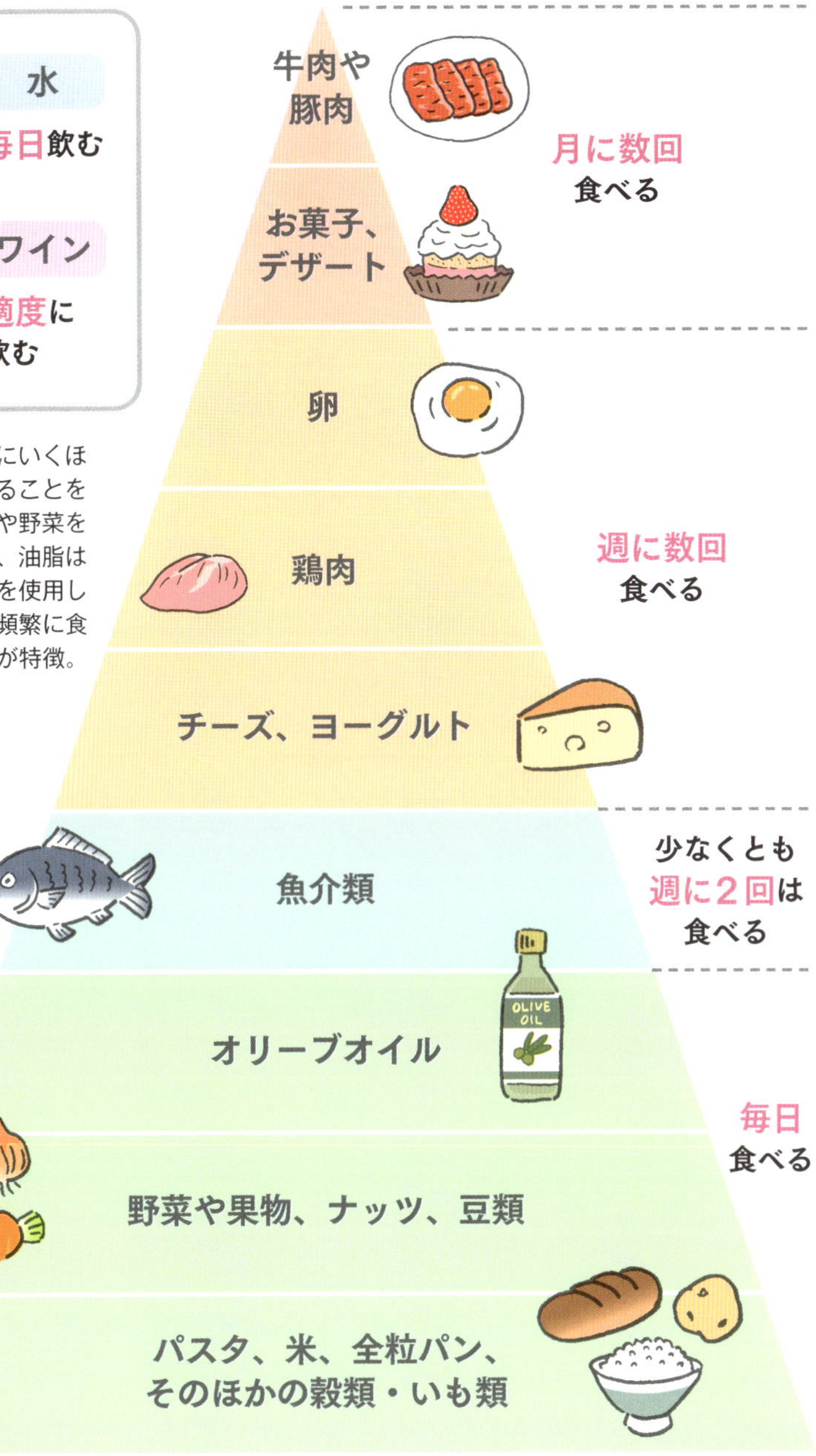
牛肉や
豚肉
お菓子、
デザート
月に数回
食べる
卵
鶏肉
チーズ、ヨーグルト
週に数回
食べる
魚介類
少なくとも
週に2回は
食べる
オリーブオイル
OLIVE OIL
野菜や果物、ナッツ、豆類
パスタ、米、全粒パン、
そのほかの穀類・いも類
毎日
食べる

（出所：アメリカのNPO法人Oldwaysが作成した地中海食ピラミッドを改変）

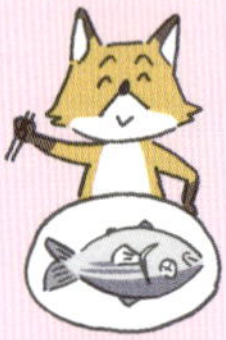

日本食なら「まごわやさしい」

日本食でも、認知症リスクの低下が報告されている

国際的には地中海食が推奨されていますが、バランスのとれた食生活としては日本食も負けていません。魚や野菜を豊富に食べるという地中海食との共通点もあります。実際にいくつかの研究で、**日本的な食事をとっている人は認知症の発症リスクが低いことが報告されています**。

日本食の特徴は、主食、主菜、副菜がそろっていること。**それによって、いろいろな食品からバランスよく栄養をとることができます**。毎日の食事のなかで「まごわ（は）やさしい」を意識するのもいいでしょう。これは健康的な食生活のためにとりたい7種類の食品の頭文字です（左ページ参照）。和食にオリーブオイルを取り入れるなど地中海食のいいところを組み合わせるのもおすすめです。

食生活を改善してから3週間で認知機能に変化が！

日本食や地中海食などのこうした食事改善の効果は、意外に早く現れることもわかっています。

例えば、普段ジャンクフード中心の食生活を送っている人が3週間、地中海食を食べたところ、認知機能が向上したという研究結果があるのです。

さっそく今日から食習慣を見直してみましょう。

「まごわやさしい」を毎日の食事に取り入れよう

ま 豆類

大豆や小豆などの豆類や、豆腐や納豆、味噌といった大豆製品。たんぱく質やミネラルが豊富に含まれる。

ご ごまなどの種実類

ごまのほか、ピーナッツ、アーモンドなど。良質の脂質、たんぱく質、食物繊維が豊富。特にごまは、カルシウムが豊富。

わ わかめなどの海藻類

わかめのほか、昆布、ひじきなど。ミネラルや食物繊維が豊富で、低カロリー。

や 野菜

緑黄色野菜や淡色野菜。ビタミン、食物繊維などが豊富。温野菜だけでなく、生野菜も食べたほうがいい。

さ 魚

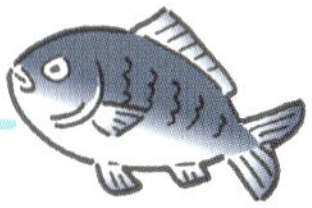

たんぱく質がとれるうえ、特にイワシやサンマなどの青魚は DHA や EPA などの多価不飽和脂肪酸が豊富。

し しいたけなどのきのこ類

きのこ類全般が、ビタミンやミネラル、食物繊維が豊富なうえに、低カロリー。

い いも類

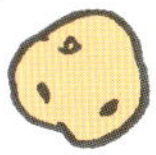

じゃがいも、さつまいも、里芋など。糖質やビタミン C、カリウム、食物繊維が豊富に含まれる。

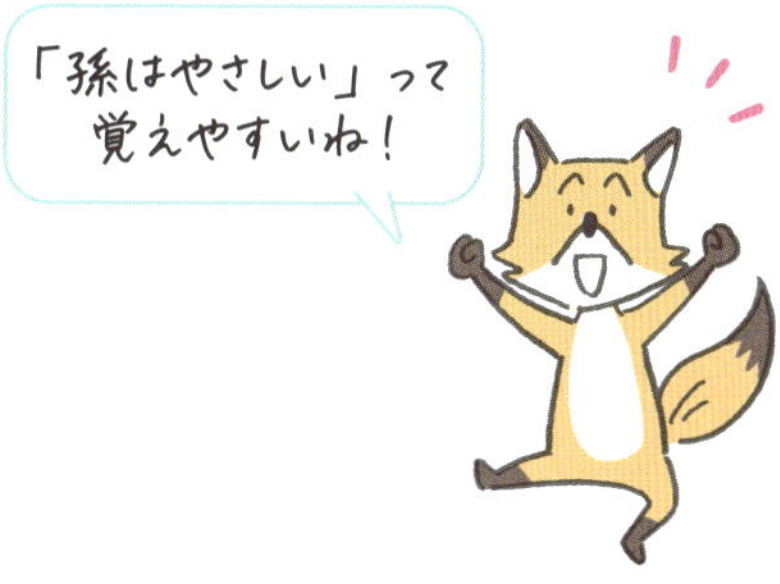
「孫はやさしい」って
覚えやすいね！

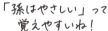

避けたほうがいい食習慣はある？

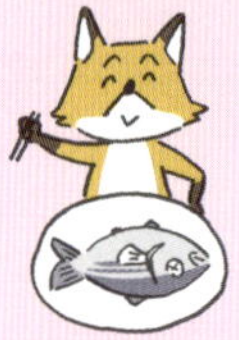

WHOはサプリからの栄養摂取を推奨していない

多価不飽和脂肪酸などの栄養素をとることが脳にとって大切なら、サプリメントから摂取すればいいのでは、と考える人もいるでしょう。しかし、**WHOは、認知機能低下や認知症予防のためにそれらの栄養素をサプリメントからとることは推奨していません。**食事からとることが大切です。

そのほか、**健康な食生活のためには、アルコール、塩、脂質、砂糖のとりすぎにも注意しましょう。**特に日本人は塩分をとりすぎる傾向にあります。意識して減塩してください。

生活習慣病予防のためには食事のタイミングも気をつけるべき

食事のタイミングが、肥満や血糖値などに影響することもわかっています。肥満などの生活習慣病は認知症のリスクになるので、脳のためにも食事のタイミングに気をつけましょう。

例えば、朝食から夕食（その日に食べた最後の食事）までの時間が12時間以上の人は、12時間より短い人と比較して、腹部肥満の有病率が1・15倍というデータがあります。また、1日の最後の食事時間が遅い場合も、早い人と比べ、腹部肥満の有病率が高くなることがわかっています。

とりすぎに注意したい食品は

アルコール

■ 1週間あたりの飲酒量と認知症の危険性（高齢者男性の場合）

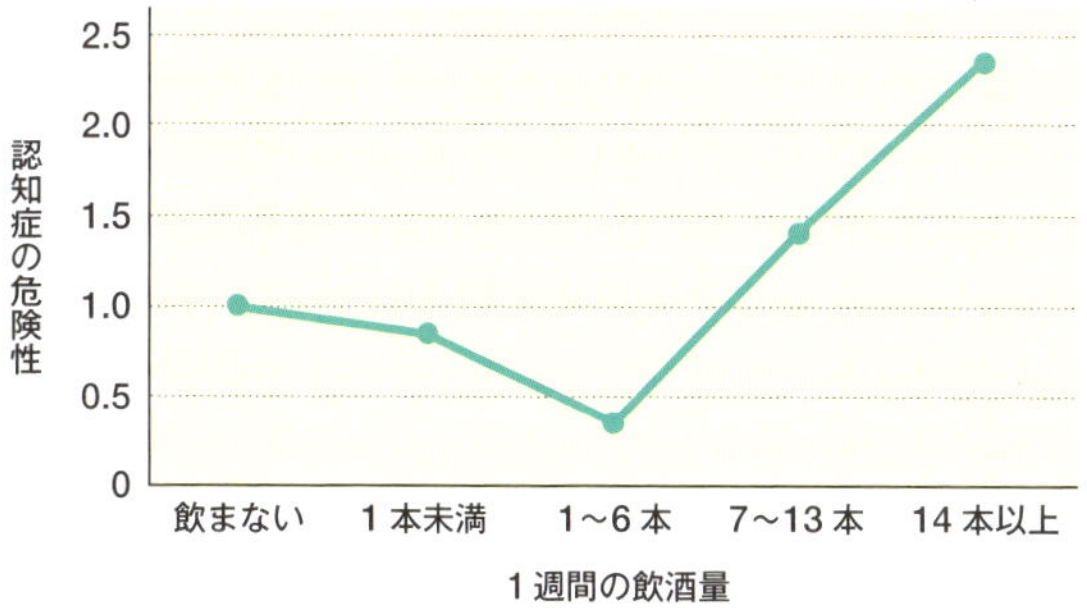

（出所：Mukamal KJ, et al.JAMA .2003）

軽度から中等度の飲酒は認知症予防になる可能性があるが、

大量の飲酒は認知症のリスクを高める

左のグラフの飲酒量1本とは350mlのビール1本相当。大量飲酒者は、高い割合で脳萎縮が見られることも知られている。また、アルコールが加齢による記憶力低下を促進することも動物実験でわかっている。

塩

1日の塩分摂取量の目安は

男性 7.5g 未満
女性 6.5g 未満

（厚生労働省「日本人の食事摂取基準（2025年版）」より）

ただし、日本高血圧学会は高血圧の予防・治療、また糖尿病や慢性腎臓病の人には、男女とも1日6g未満に減塩することを推奨。

脂質

飽和脂肪酸
（脂肪の多い肉、バター、チーズなどに含まれる）
トランス脂肪酸
（加工食品、揚げ物、マーガリンなどに含まれる）
のとりすぎに特に注意

脂質は、不飽和脂肪酸（魚、アボカド、ナッツ、オリーブオイルなどに含まれている）から摂取するほうが望ましい。

砂糖

WHOは遊離糖類の摂取量を総エネルギー摂取量の10％未満にすることを推奨

遊離糖類とは、砂糖やはちみつ、果汁に含まれる糖など。WHOは、5％未満にすると、さらに健康上の利益が得られる、ともしている。

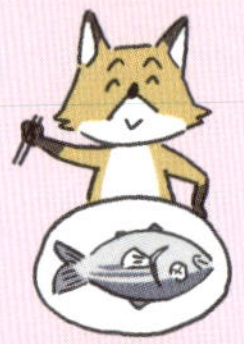

脳をよく働かせるなら腹七分目

脳にはブドウ糖が必要だが満腹だと脳は働きにくくなる

頭の働きをよくしたいと考えたときに、食べることや飲むことでできる工夫があります。

脳の重さは体全体の2％程度にもかかわらず、脳は1日に摂取するエネルギーの20％を消費します。**脳を働かせるためには朝からきちんと食べてエネルギーを摂取することが大切です。**

朝食をきちんととっている子どもより、朝食抜きの子どものほうが成績が低くなりがちだということはよく知られている話です。

一方で、食事のときに満腹まで食べてしまうと、眠気に襲われて脳が働きにくくなってしまうことがあります。腹七分目を目安にしましょう。

休憩時間の一杯でも脳を活性化できる

休憩時間にホッと一息、というときにどんな飲み物を選んでいるでしょうか。**コーヒーや緑茶などカフェインが含まれる飲み物は、脳を活性化する作用があります。**ただしカフェインは過剰摂取をするとめまいや不眠など健康被害が現れることがあります。飲みすぎには気をつけましょう。

また、ハーブティーも、嗅覚が刺激されて脳の活性化につながるのでおすすめです。

脳の働きをよくしたいときの飲食のヒント

ヒント 1

満腹よりも腹七分目がちょうどいい

脳を働かせるにはブドウ糖が必要なので、食事は大切。ただし満腹状態だと、眠気が起こったり集中力が落ちたりするもの。頭を使うには〝ほどほど〟の状態がいい。腹七分目を意識するのがおすすめ。

ヒント 2

午前中から頭を働かせるために朝食を食べる

朝食を食べずに活動するとエネルギーが足りず、頭が働かない。ただし、甘い菓子パンなどは血糖値を急激に上げて眠くなりがち。血糖値の上昇を緩やかにする食物繊維を豊富に含む食品をとるのがいい。

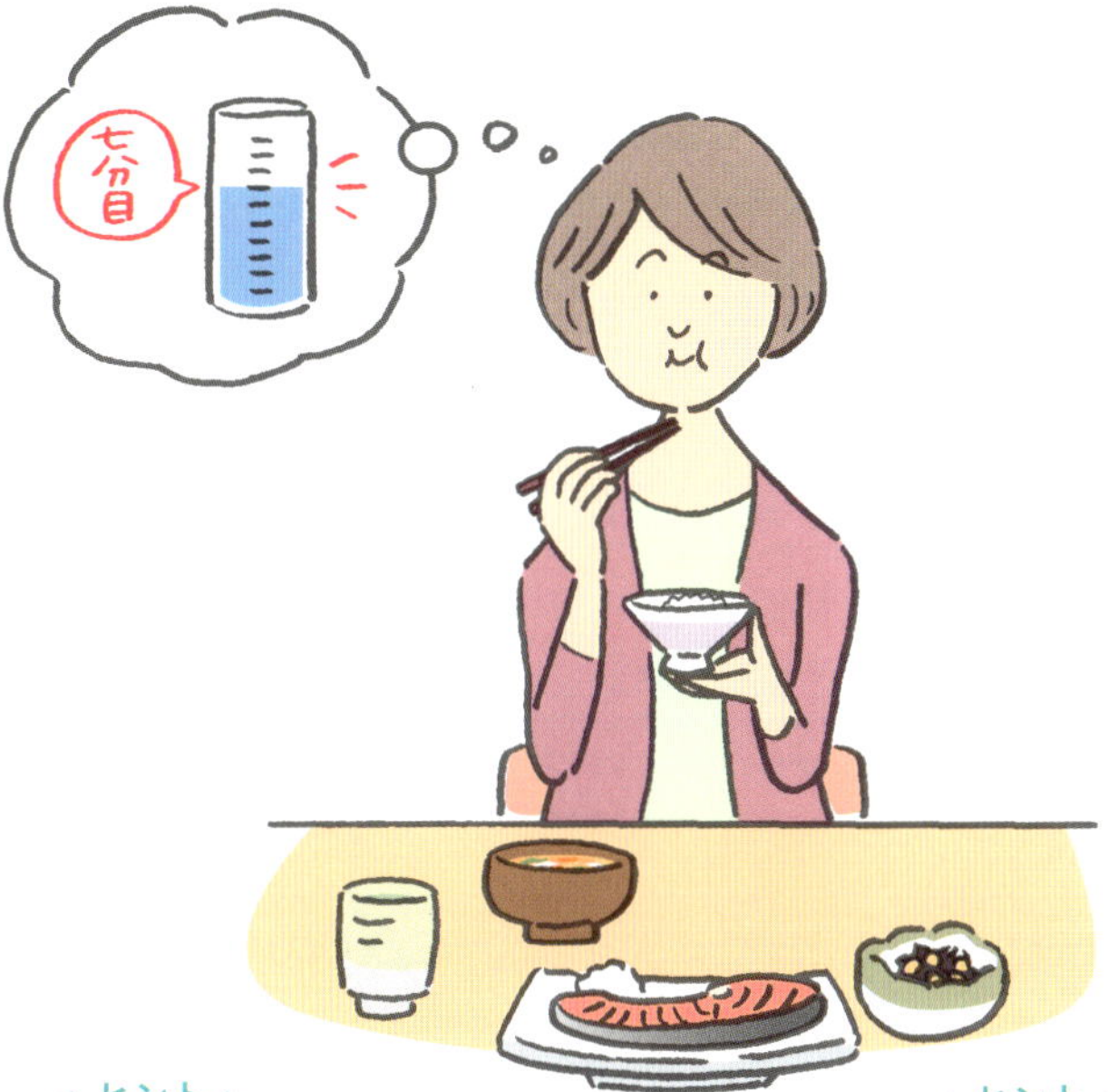

ヒント 3

水で脳をクールダウンするのもおすすめ

人間の集中力は 15 分ほどしか続かない。作業をするときなどは休憩をはさむことも大切。脳の温度が上がるとパフォーマンスが下がるので、休憩時には冷たい水を飲んで脳をクールダウンしよう。

ヒント 4

何かを覚えた後にはコーヒーやお茶を飲む

何かを記憶した直後にカフェインをとると、より覚えやすくなったという研究報告がある。カフェインを含むコーヒー、紅茶、緑茶などは、飲みすぎはよくないので、ほどよくとってうまく利用を。

Q5

「余暇活動の時間を持っていること」が
認知症の発症リスクと関わりがあることが
明らかになっています。
いちばん発症リスクが下がるのは、次のうち
どんな余暇活動でしょう？

① 体を使う余暇活動
② 社会と関わる余暇活動
③ 頭を使う余暇活動

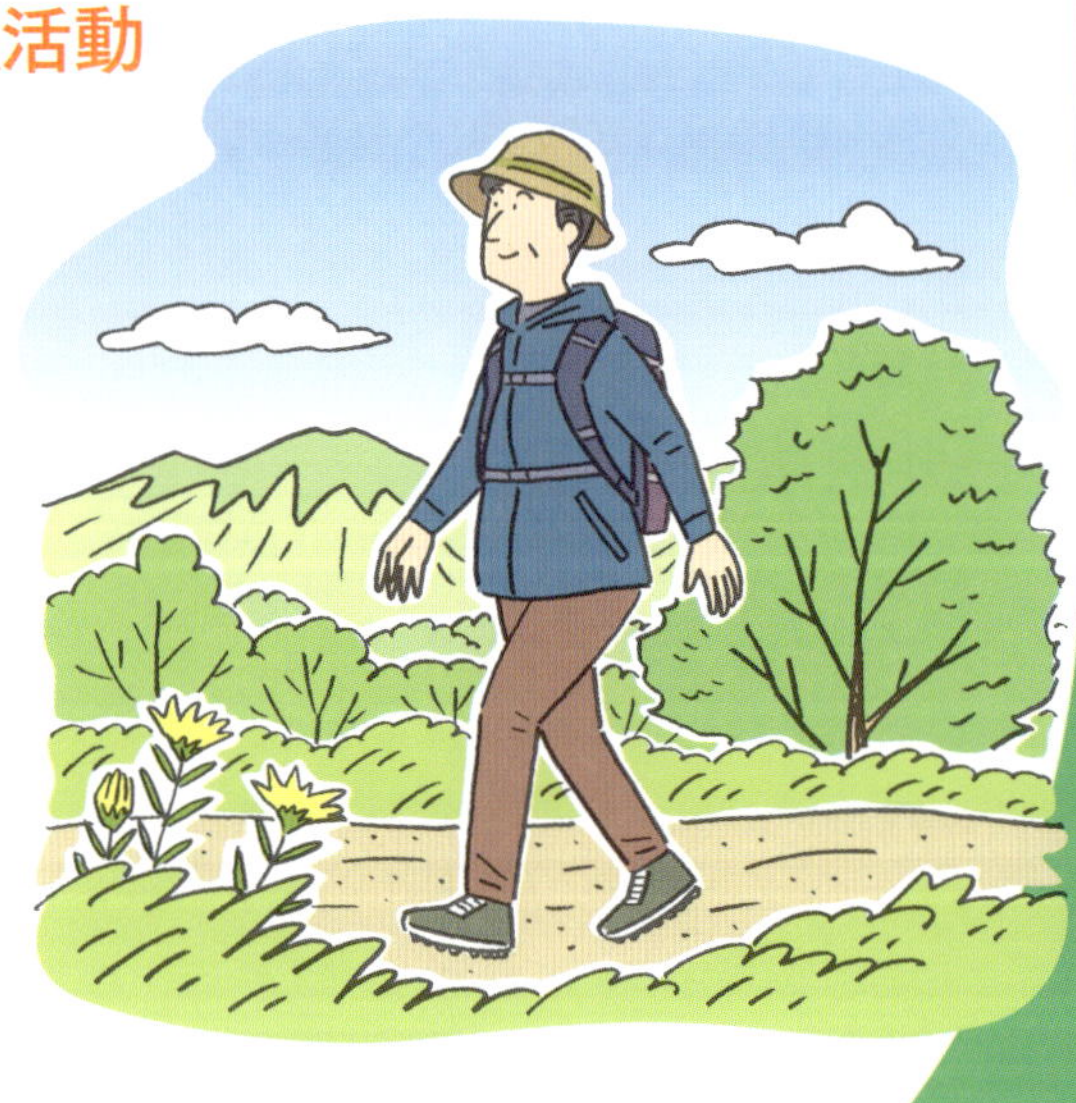

習慣≫5

自分の時間を楽しむ

↓余暇活動は認知症の発症リスクに影響する

答え　③

体を使う余暇活動も、社会と関わる余暇活動も認知症の発症リスクが下がるが、特に下がるのが読書やゲームなどの頭を使う余暇活動。

頭を使う余暇で認知症リスク減

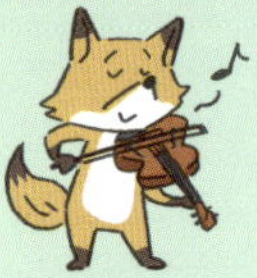

あらゆる余暇活動は認知症のリスクを低下させる

脳を喜ばせるためにも、自分の時間を楽しみましょう。「自分の時間」とは、食や睡眠といった暮らしに関わる時間や、家事や仕事に費やす時間以外の、趣味や遊びなどの余暇の時間のことです。

アメリカ国立衛生研究所が２０１０年に発表した報告書では、**頭や体を使う余暇活動も、頭も体も使わない余暇活動もすべて、アルツハイマー病や認知機能低下予防に役立ちうる**とされています。

北京大学の調査でも、余暇活動の有無が認知症の発症リスクに関わることが示されています（左ページ参照）。**特に、頭を使う余暇活動で発症リスクが大きく下がることがわかっています。**

楽しく遊んでいるときには脳の線条体が活性化する

趣味や遊びなどの余暇は、それによってワクワクドキドキするということ自体が脳の活性化になります。楽しさややる気を感じているとき、脳のなかではやる気を司る部位である線条体が活性化し、快感や幸福感をもたらす脳内物質ドーパミンの分泌が盛んになっています。この線条体の活性化によって、物覚えがよくなったりスキルを身につけやすくなったりすることがわかっています。

余暇活動を行っている人ほど認知症リスクが低い

■ 北京大学は、「余暇活動の時間を持っていること」と「認知症の発症リスク」の関わりを解析した

北京大学のスージェン・スーらが2022年、余暇活動が認知症に与える影響を調査したところ下記のような結果が出た。あらゆる余暇活動（特に頭を使う余暇活動）が認知症の発症予防に役立つと考えられる。

全認知症の発症リスク（アルツハイマー病や血管性認知症を含む）を解析すると、

身体的な余暇活動を行っている人で 17%低下

（例：ウォーキング、ハイキング、ジョギングやランニング、水泳、自転車、球技やヨガなど）

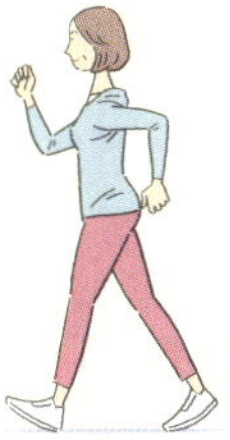

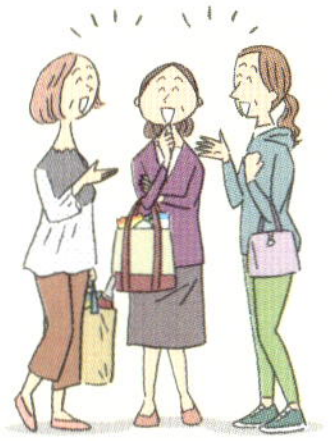

社会的な余暇活動を行っている人で 7%低下

（例：友人と会う、ボランティア活動への参加など）

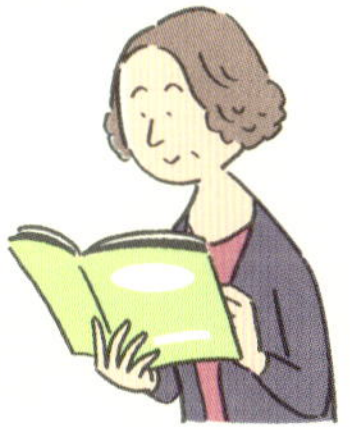

認知的な（頭を使う）余暇活動を行っている人で 23%低下

（例：本や新聞を読む、書道、ゲームなど）

また、アルツハイマー病の発症リスクに限って解析すると、

身体的な活動を行っている人で 13%低下

社会的な活動を行っている人では低下が認められなかった

認知的な活動を行っている人では 34%低下

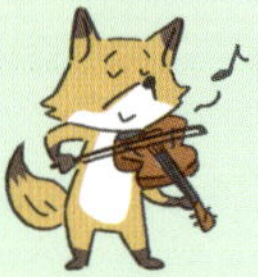

あらゆる趣味で認知機能向上！

好きなことで認知機能アップ。パチンコも実は脳にいい

余暇活動が脳にいいといっても、無理に特別な余暇の過ごし方を探そうとしなくて大丈夫です。自分の好きなことをやりましょう。

読書、スポーツ、芸術活動、語学学習、ゲームなど、各活動にそれぞれの利点があります。**何より「楽しい！」と思えることが大切です**。

意外なところでは、パチンコも認知機能を高めます。70代のパチンコプレーヤーの認知機能は同世代の平均より高く、特に「いつまで遊んでいいか決めてから遊ぶ」などと健全に遊んでいる人の認知機能が高いという結果が出ています。自分を律して遊ぶことも脳トレになっているようです。

3日坊主がむしろいい。遊びに変化をつけるべし

新しい趣味を始めても続かないという人もいるかもしれません。脳の特性から考えると3日目ぐらいで飽きるのは当然のこと。続けることにこだわらず、ほかに手を出すのもいいでしょう。新しい挑戦をするほうが脳にとっては刺激になります。**同じ趣味をずっと続けている人の場合も、「もっとうまくなろう」「少しやり方を変えよう」などと、常に工夫をすると脳が活性化されていきます**。

自分に合う趣味で頭の働きをよくしよう

例えば

書道や絵画

書道を2か月習ったら、認知機能が改善したという研究がある。また、芸術活動を行う教室に参加して、作品を制作したり感想を話し合ったりしたところ、認知機能が改善したという報告も。

例えば

合唱や楽器演奏

好きな音楽を聴くと脳は活性化。また楽器演奏も、楽譜を読み、リズムをとりながら手を動かして…と、複数の作業を同時に行うのでいい脳トレに。合唱や懐メロのカラオケなどもおすすめ。

例えば

手芸や工芸

高齢期に陶芸や縫い物などの手工芸をしている人は、軽度認知障害の出現率が42%抑えられるというデータも。指先を使う細やかな作業は、体の動きを制御する脳の部位などを活性化させる。

例えば

麻雀や将棋

麻雀を楽しむ人の脳年齢は平均より約3歳若いという研究結果が。ただし「お金を賭けない・お酒を飲まない・タバコを吸わない」の健康麻雀を。将棋などもそうだが、人との交流が生まれるのもよい。

例えば

語学学習

母国語と外国語を脳のなかで変換する作業は、ワーキングメモリを使う脳トレになる。バイリンガル（2つの言語を使いこなす人）だと歳をとっても認知機能が衰えにくいという研究報告もある。

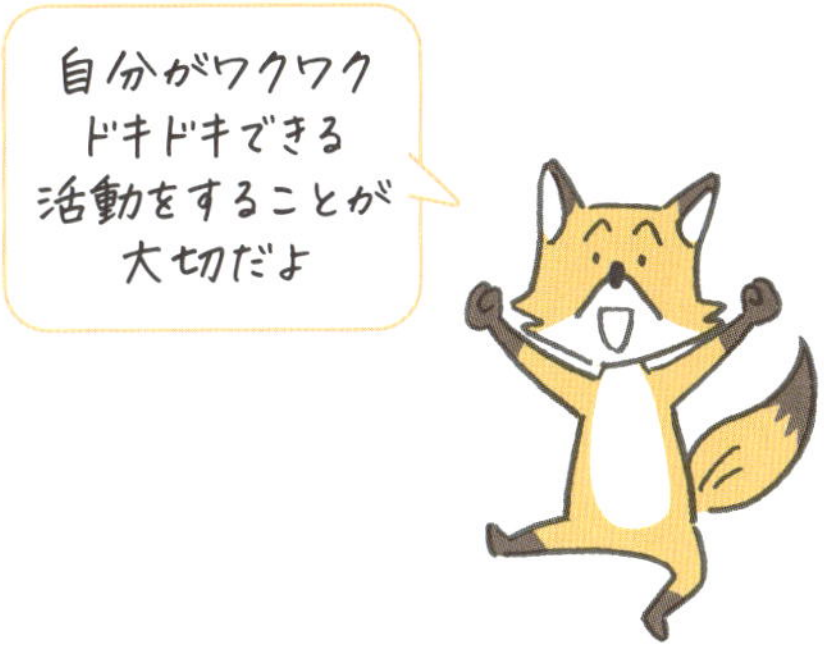
自分がワクワクドキドキできる活動をすることが大切だよ

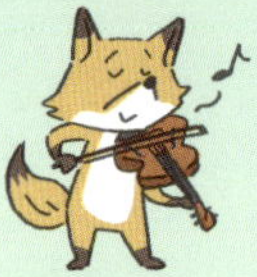

自然を堪能するのは脳に好影響

旅をすることの脳への影響は男女で差があるという研究結果

登山やキャンプ、釣りといったアウトドアの趣味や旅行も、脳にいい影響が期待できます。

まず、旅行には癒しの効果があります。17人の男女を対象に旅行中とその前後を調査した研究では、**旅行中はストレス物質であるコルチゾールが低下しました**。ストレスがあると脳の働きが悪くなるので、旅行は脳に有益といえます。

ちなみにこの研究では、効果に男女差がありました。興奮に関わるドーパミン、癒しに関わるセロトニンの分泌を調べたところ、**男性は旅行中に少しの変化があっただけですが、女性は旅行前の計画段階や旅行後にオフ会をしたときにドーパミンが、旅行中にはセロトニンが増加しました**。旅行の癒し効果は女性のほうが得やすいようです。

自然は認知機能を高める。写真を眺めるだけでもOK

アウトドアの趣味は体を動かすことが多いので運動を兼ねるのも利点ですが、**自然を感じるということも脳活性化のポイントです**。自然のなかを歩いたり、さらには森や湖の写真を見たりするだけでワーキングメモリの力や注意力が増すことがアメリカの研究で報告されています。

自然から期待できる脳への影響

美しい景色を見た感動が脳を刺激する

脳は、心を揺さぶられたできごとほど記憶に留めておきやすい。「こんな絶景見たことない！」などとワクワクドキドキすることが脳の刺激になる。

自然の音で脳が鍛えられる

雨の音、鳥の鳴く声などいろいろな音を敏感に感じとることで、脳の聴覚に関する部位を鍛えることができる。また、自然の音にはストレス軽減効果もある。

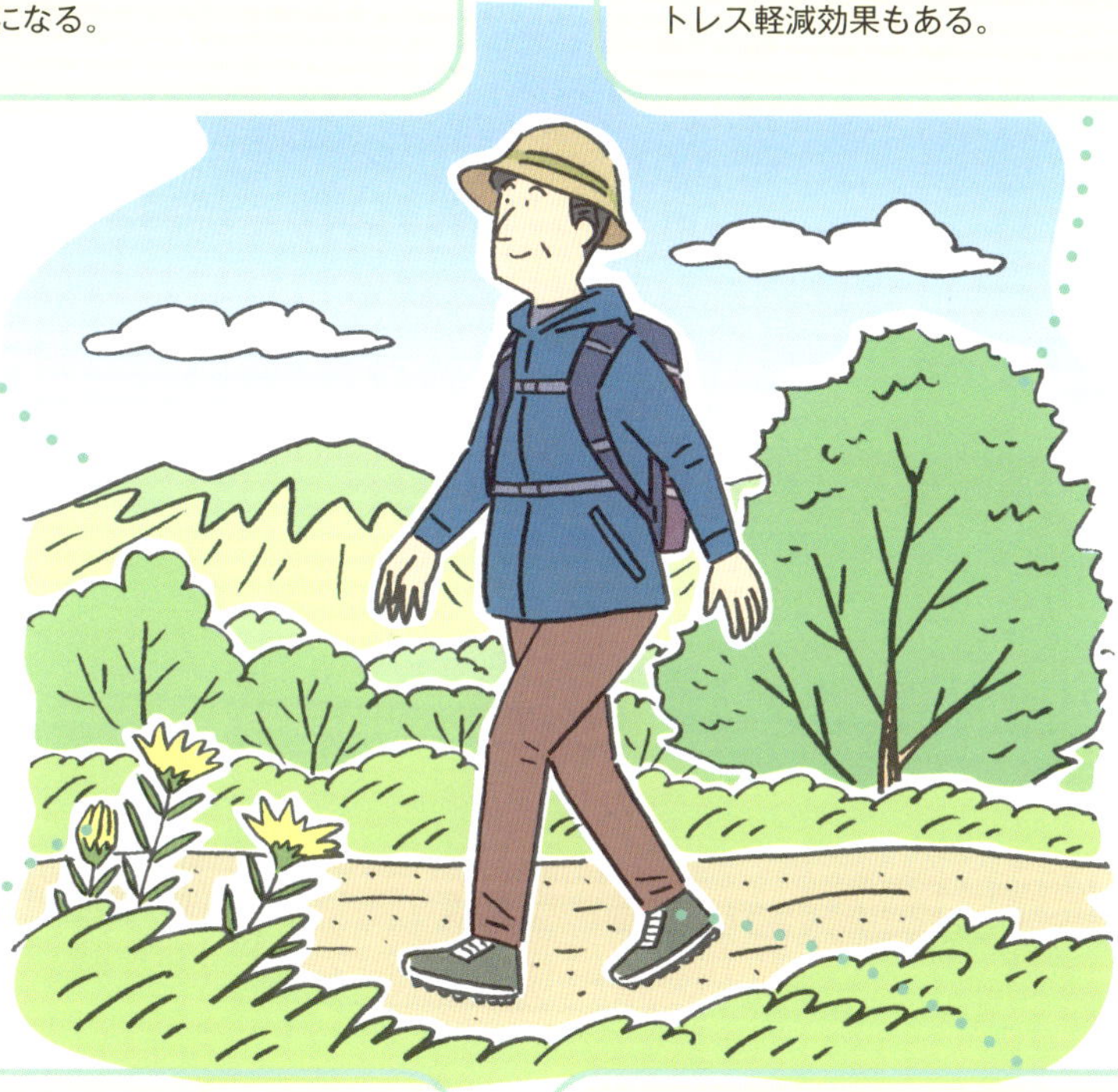

花には癒し効果がある

花を見ているだけでストレスを緩和させられることがわかっている。また、オフィス環境に花や植物を飾るとひらめきが増すという報告も。

自然のなかを歩くだけでワーキングメモリの力が増す

アメリカのミシガン大学の研究によると、自然の中を歩いたり森や湖など自然の写真を見たりするだけでワーキングメモリの力や注意力が増すという。

学ぶことが脳の機能低下を防ぐ

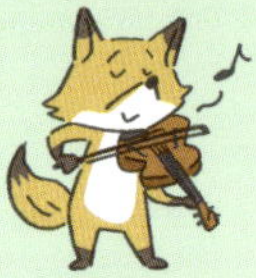

「認知症を減らすには学校を建てるのがいい」という指摘も

余暇活動として興味のある分野の勉強を始めてみるのもいいでしょう。学習は優れた脳トレです。

そもそも学校教育は認知症予防に重要で、**世界全体で認知症を減らすには学校を建てるのがいちばん、といった指摘もあるほどです**。また、認知症の人は増えていますが、時代ごとの同じ年齢層の比較だとその出現率は減っており、高学歴化が影響しているのではないかともいわれています。

もちろん中高年世代も学習で脳を鍛えられます。新しいことを学ぶ好奇心も脳の刺激になります。

趣味にも役立つ効率よく学ぶコツとは

脳科学の観点から、学びのコツを紹介します。**脳は覚えようとするときよりも、記憶を引き出そうとしたときのほうが記憶が定着します**（左ページ参照）。学んだことを人に話すなどしてアウトプットすると、記憶の定着に効果的です。

動画教材を活用するのも手です。記憶の方法には「視覚的に得られた情報を記憶する機能」「言葉の音《おん》を記憶する機能」、この２つを統合して「エピソードとして記憶する機能」があり、動画は３つすべてを使いながら学べるため効率的なのです。

学習のコツは〝テストすること〟

■ ワシントン大学のヘンリー・ローディガー心理学教授らは、外国語を暗記する課題を被験者に与えた

250語程度の単語からなる外国語の文章を暗記する課題を被験者に与え、「7分学習したらまた7分学習するグループ」と「7分学習したらテストするグループ」に分けて、その後数回テストした成績を比較した。

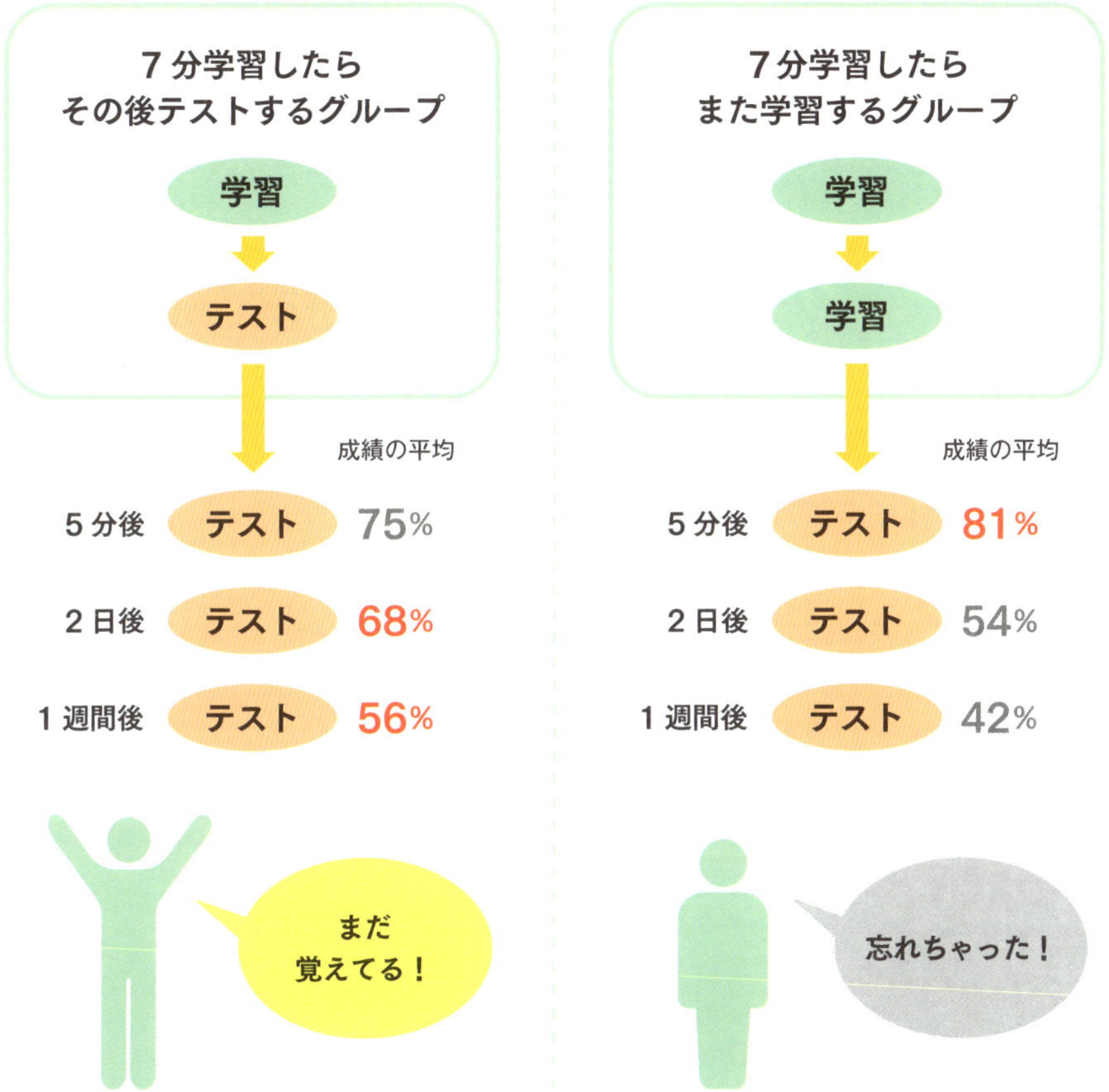

記憶は使ったり思い出したりするときに定着する

5分後のテストでは「学習→学習」のグループのほうが成績がよかったが、「学習→テスト」のグループのほうが後々に成績が向上。覚えたことを〝思い出す〟と記憶が定着しやすくなるようだ。

ぼーっとする時間も脳には大切

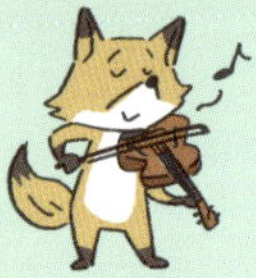

ぼーっとする時間は脳にひらめきを生んでくれる

頭を使ったり体を使ったりする時間が認知機能の維持向上に役立つ一方で、実は何もしないでぼーっとする時間も脳には必要です。

ぼーっとしていると活性化する「デフォルト・モード・ネットワーク」という神経活動があり、これは想像力やアイディアのひらめきに深く関わっています。つまりぼーっとしているだけで、ひらめきが生まれやすくなるのです。

ぼんやりしているときのほか、散歩しているとき、音楽を聴いているとき、入浴中、トイレに入っているとき、うとうととまどろんでいるときなどにデフォルト・モード・ネットワークは活性化します。

発明家エジソンもまどろみによるひらめきを利用

発明家のトーマス・エジソンもデフォルト・モード・ネットワークを活用していたようです。「まどろむとひらめきが生まれる」と経験的に知っていたようで、ひらめきを求めるべく手にボールを持って仮眠をし、うとうとして手からボールが落ちた音で目覚められるようにしていたといわれています。

考えごとをして煮詰まったときは、ぼーっとしてみましょう。名案が思い浮かぶかもしれません。

考えが煮詰まったときは、ぼーっとするといい

ぼんやりしているときに働く
「デフォルト・モード・ネットワーク」とは

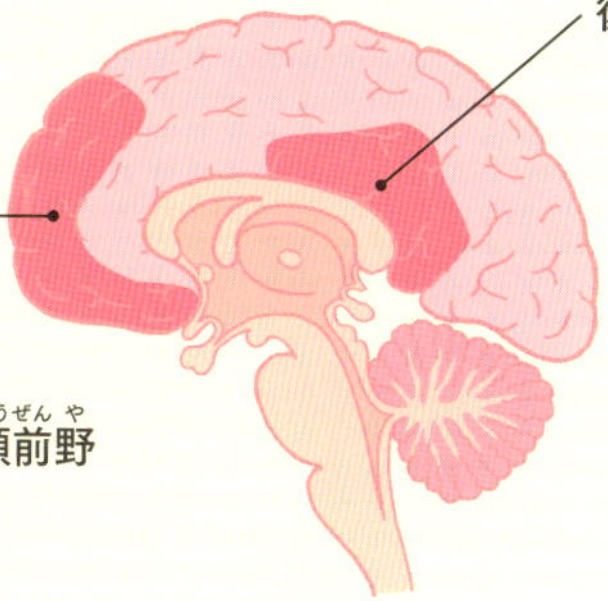

創造力やアイディアなどひらめきに関わる神経活動で、ぼんやりしているとき、お風呂に入っているとき、散歩しているときなどに働きやすい。このとき、脳のなかでは内側前頭前野や後帯状皮質などが活性化している。

**「これ、いいかも」
「思いついた！」と
ひらめきが起こる**

「デフォルト・モード・ネットワーク」が働くと、さまざまな体験や記憶を脳が物語として作り直すため、思わぬものにつながりを発見するなどのひらめきが生まれやすい。

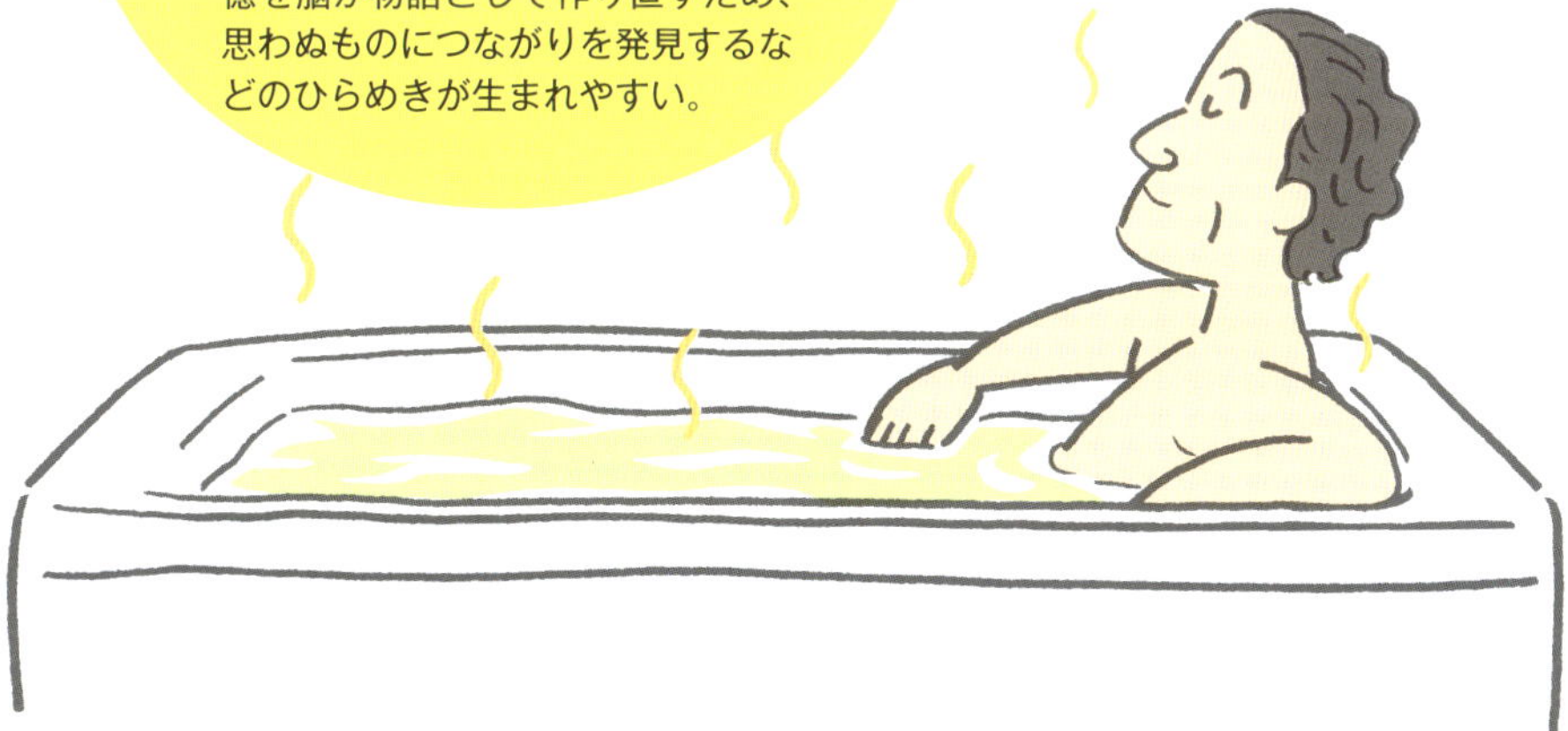

Q6

全身のさまざまな病気も、
認知症の発症と深い関わりがあることが
わかってきています。
次のうち、認知症の発症リスクを
高めることが指摘されている病気は
どれでしょうか？

① 糖尿病
② うつ病
③ 歯周病

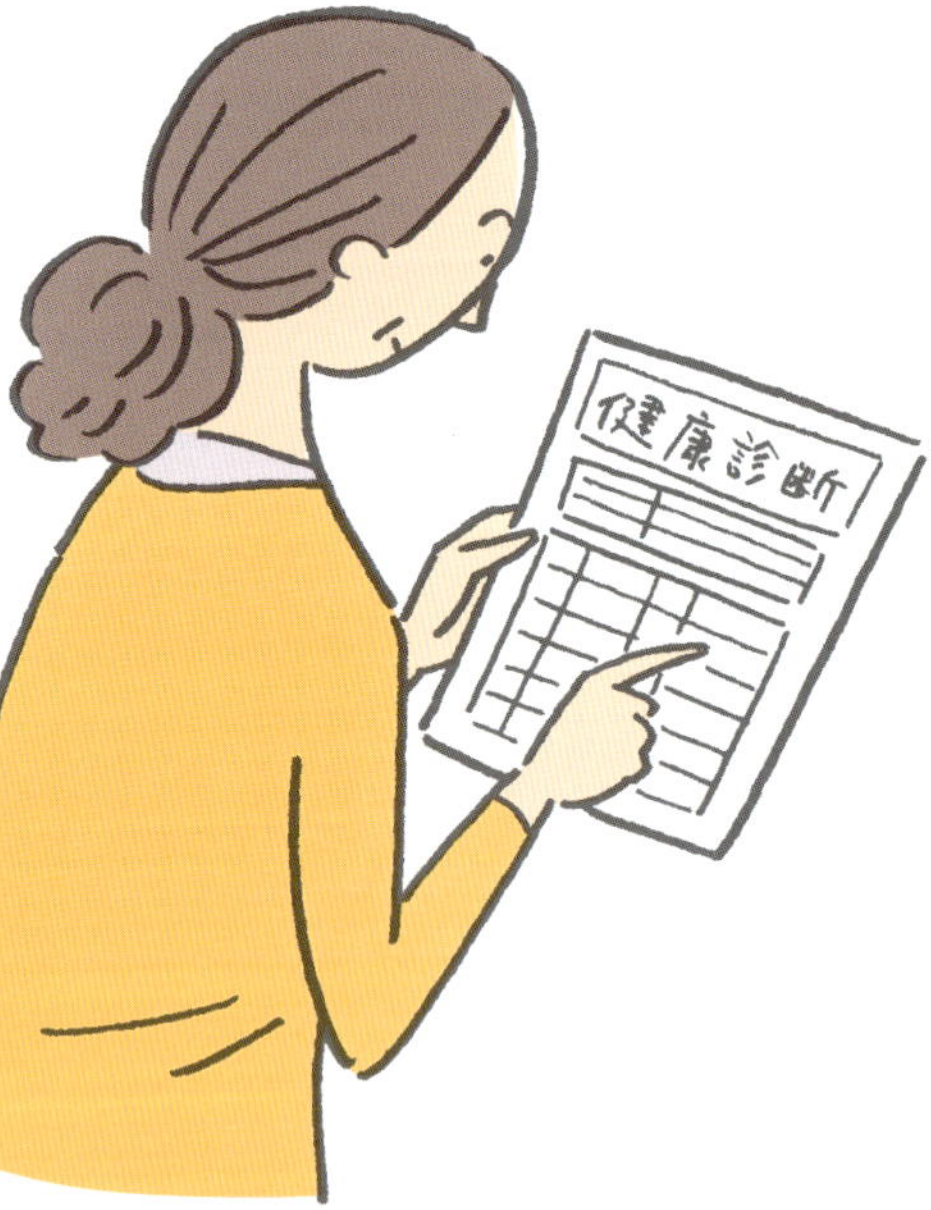

習慣≫6

全身の健康管理を意識する

生活習慣病、虫歯や難聴が認知機能に影響

答え 全部です！

糖尿病などの生活習慣病のほか、虫歯や歯周病、難聴、うつ病とさまざまな病気が認知症の発症リスクと関係があることがわかっている。

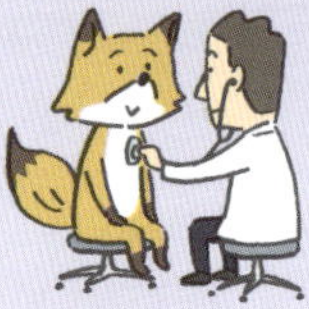

生活習慣病や喫煙も脳を脅かす

脳卒中を発症した人の10人に1人が1年以内に認知症に

認知症の発症は、ほかのさまざまな病気と関連があることがわかっています。

認知症全体の約2割を占める血管性認知症は、主に脳卒中によって脳の組織が障害を受けることで起こります。**脳卒中を起こした人のうち10人に1人が1年以内に認知症になっているというデータもあります**。脳卒中が再発である場合は、より認知症を発症しやすいこともわかっています。

脳卒中の危険因子として、高血圧や糖尿病、脂質異常症などがありますが、**これらの生活習慣病それぞれが認知症の発症リスクと関わることも報告されています**（左ページ参照）。予防、治療に取り組むことが、認知症予防のためにも大切です。

喫煙も認知症リスクを高める。肥満だけでなく、やせすぎも注意

喫煙も認知症の発症リスクを高める要因とされています。脳の健康のために禁煙をしましょう。

また、中年期（40～64歳）に肥満のある人は認知症になりやすい一方で、高齢期（65歳以上）の体重減少が認知症のリスクを高める可能性があるという報告もあります。適切な体重コントロールを心がけるようにしましょう。

生活習慣病の予防・治療は脳のためになる

糖尿病

- 糖尿病の人は血糖値が正常な人と比較してアルツハイマー型認知症を発症するリスクは2.1倍、血管性認知症を発症するリスクは1.8倍に

九州大学による福岡県久山町で行われた研究で、60歳以上の高齢者1017人を15年間追跡調査した結果。

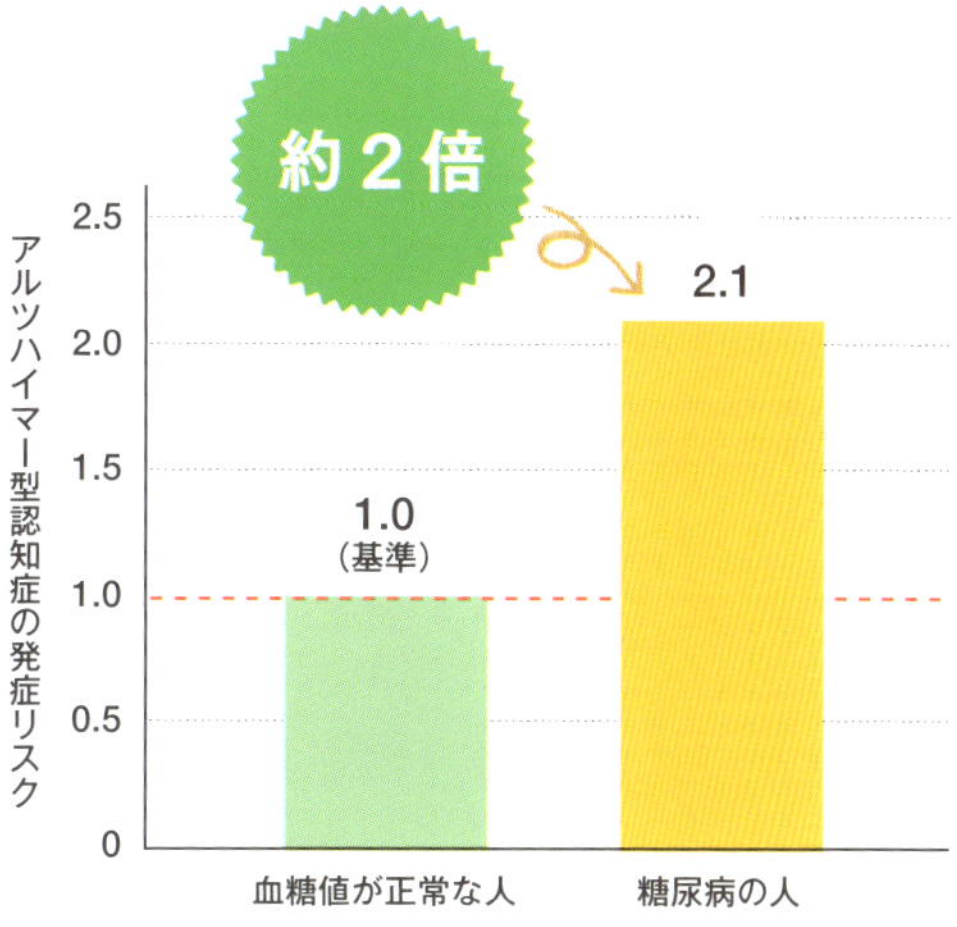
約2倍
アルツハイマー型認知症の発症リスク
2.5
2.0
1.5
1.0
0.5
0
1.0
（基準）
2.1
血糖値が正常な人
糖尿病の人

（出所：Ohara T,et al.Neurology.2011）

高血圧

- 中年期（40～64歳）に高血圧の人は、高齢期（65歳以上）で認知症になりやすい
- 高齢期に高血圧の人は、血管性認知症になりやすい

高血圧の基準は家庭血圧（自宅で測定した血圧）で135/85mmHg以上、診察室血圧（病院などで測定した血圧）では140/90mmHg以上（「高血圧治療ガイドライン2019」より）。

（参考：国立長寿医療研究センター「あたまとからだを元気にする　MCIハンドブック」）

脂質異常症

- 中年期（40～64歳）に総コレステロール値が高い人は、アルツハイマー型認知症の発症リスクが高まる

（高齢期における脂質異常症と認知症との関係ははっきりしていない）

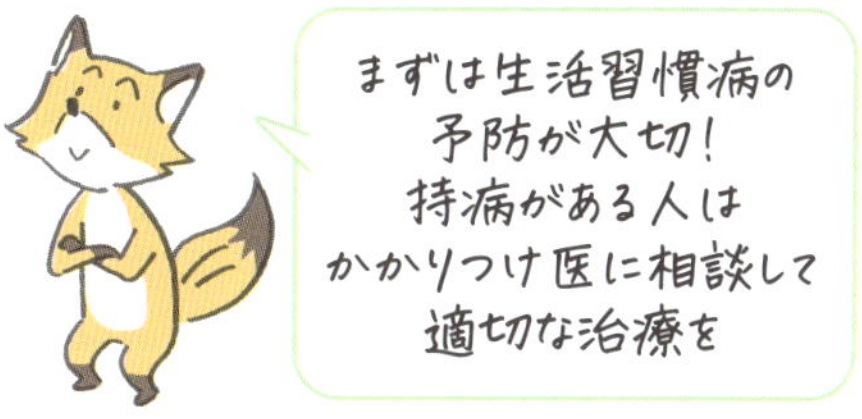
まずは生活習慣病の
予防が大切！
持病がある人は
かかりつけ医に相談して
適切な治療を

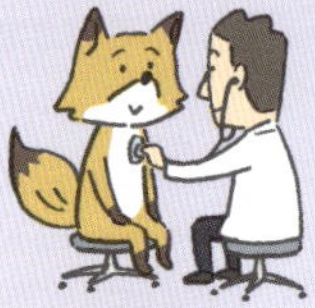

難聴や歯周病、虫歯も脳に影響

耳の聞こえの悪さも脳に影響。補聴器の使用も検討して

加齢に伴って耳が聞こえにくくなる人は少なくありませんが、耳の聞こえの悪さもまた、認知機能の低下に関わります。**難聴があると、認知症の発症リスクは約2倍になると報告されています。**補聴器の適切な使用で認知機能の低下を遅らせることができる可能性があるため、耳の聞こえの悪さが気になったら耳鼻咽喉《じびいんこう》科を受診しましょう。

また耳だけでなく、目のケアも大切です。視力の障害が認知症の発症リスクと関わりがあることも報告されています。

日本人の8割が罹患しているといわれる歯周病も認知症のリスク

さらには、**歯周病や虫歯も認知症や認知機能の低下に関わることが指摘されています。**歯周病は日本人の成人の8割が罹患しているといわれることもある疾患です。普段の歯みがきを丁寧にやるほか、定期的に歯科検診を受けるとよいでしょう。

そのほか、コロナやインフルエンザなどのウイルス感染、呼吸器感染症、皮膚・皮下感染症なども、認知症の発症リスクと関わっていると、最近の研究で指摘されています。全身の健康が脳の健康につながると心得ましょう。

難聴や歯周病の症状がないかチェックしよう

難聴チェックリスト

- □ 話し声がはっきりと聞き取れず、聞き間違えたり聞き返したりすることがある
- □ 相手の言ったことを推測で判断することがある
- □ 話し声が大きいと言われる
- □ 家族からテレビやラジオの音量が大きいと指摘される
- □ 集会や会議など数人での会話がうまく聞き取れない
- □ 後ろから呼びかけられると気づかないことがある
- □ 車の接近にまったく気がつかないことがある
- □ 電子レンジの音やドアのチャイムの音が聞こえにくい
- □ 時計のアラームなど、高い音が聞き取りにくいと感じる
- □ 音の方向感がわかりにくくなる
- □ 耳が詰まったような感覚が抜けない
- □「ワーン」「キーン」などの音が耳で鳴っている状態が1日以上続く
- □ 音が割れたようにカシャカシャ聞こえる

（参考：厚生労働省サイト「『聞こえにくさ』感じていませんか？」）

歯周病チェックリスト

- □ 朝起きたときに口のなかがネバネバする
- □ 歯みがきのときに出血する
- □ 硬いものが噛みにくい
- □ 口臭が気になる
- □ 歯肉がときどき腫れる
- □ 歯肉が下がって、歯と歯の間にすき間ができてきた
- □ 歯がグラグラする

（参考：厚生労働省サイト「e-ヘルスネット」）

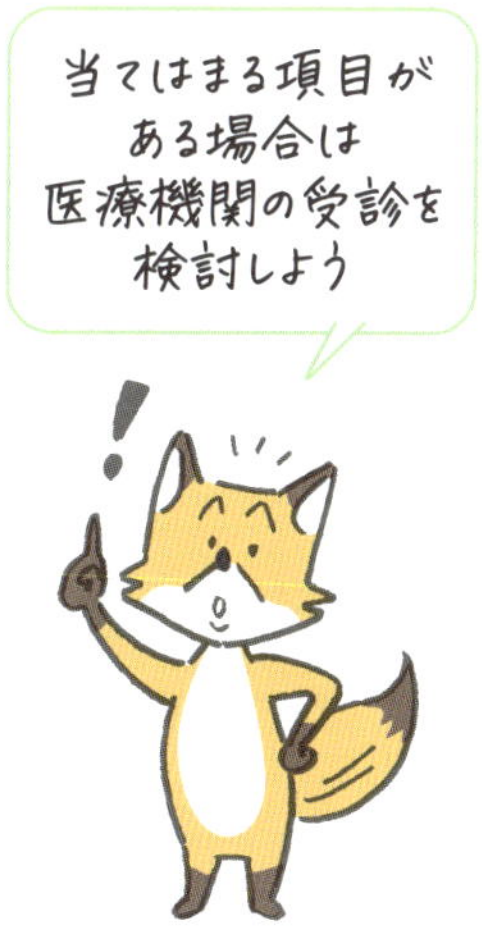
当てはまる項目がある場合は医療機関の受診を検討しよう

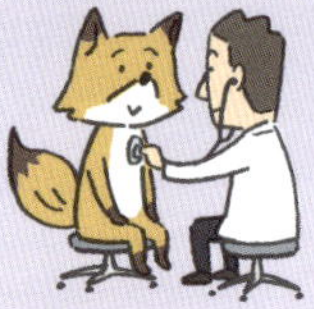

脳の検査を受けてわかることは

健康診断は定期的に。脳ドックという選択肢も

全身の健康管理のために、健康診断を定期的に受けるようにしましょう。血圧や血糖値、コレステロール値などの数値をチェックしつつ、食事や運動などに気をつけて、体と向き合ってください。

脳ドックを受けるというのもひとつの手です。

従来、脳ドックは脳卒中などの脳血管疾患のリスク発見が主な目的でした。しかし、**最近では認知症の発見を目的とした認知機能検査などを併せて受けることのできる脳ドック施設が増えています。**

日本脳ドック学会は、中高年で、「脳卒中や認知症を家族が発症したことがある人」「高血圧・糖尿病・脂質異常症・肥満がある人」「喫煙をする人」に脳ドックを受けることをすすめています。

アミロイドβの蓄積を調べられる検査もある

認知症の新薬（レカネマブ、ドナネマブ。→P16）の承認で重要性が高まっている検査が、**「アミロイドPET検査」と「脳脊髄液検査」です。ともにアルツハイマー型認知症の原因物質アミロイドβが脳内に蓄積されているかを調べるもの**ですが、2つの新薬の投与の要否を判断する目的である場合には保険適用で受けることができます。

それぞれの脳の検査の目的

頭部 MRI 検査

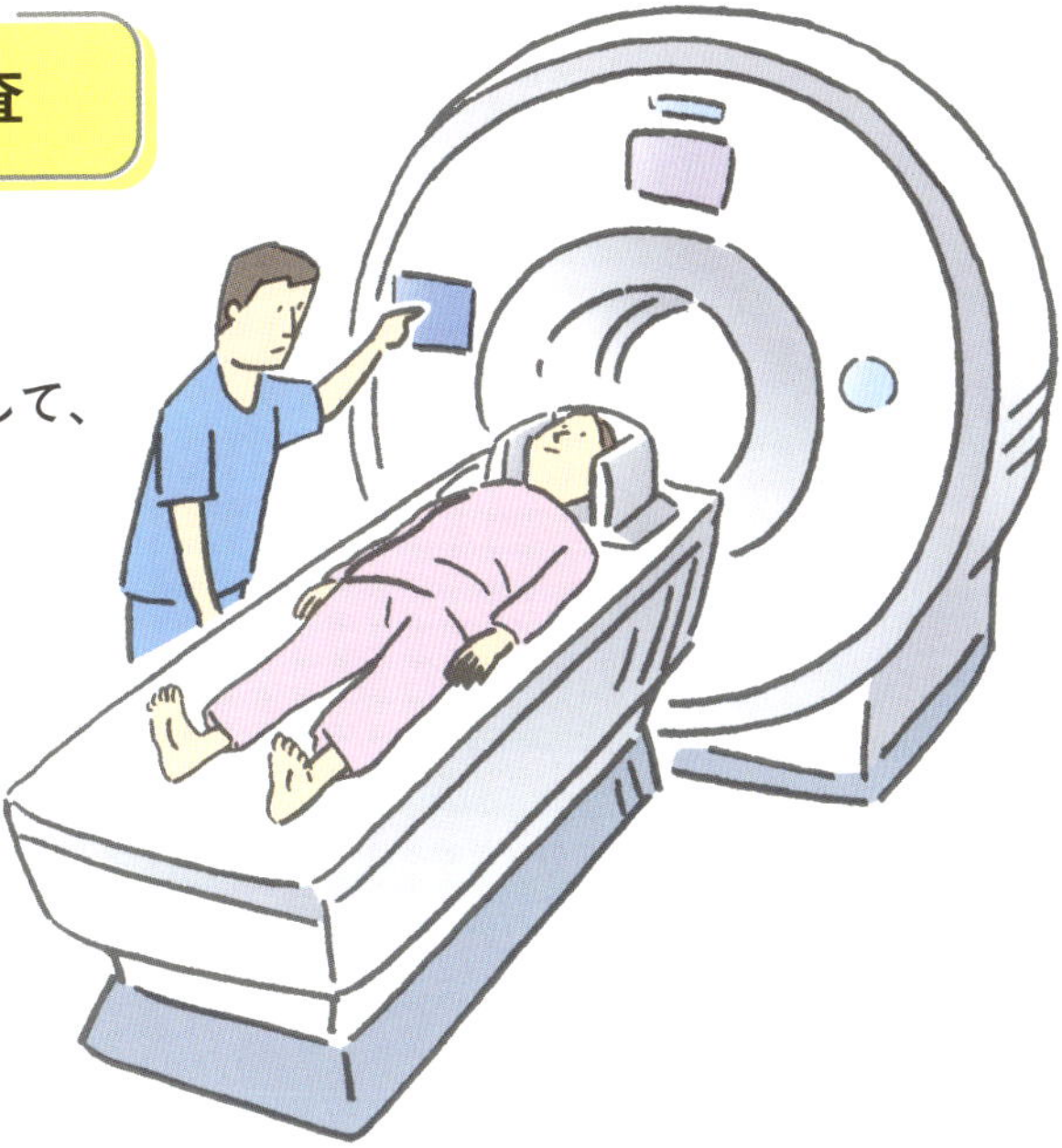

検査の目的

- 脳の断面画像を撮影して、脳卒中のリスクなどを見つける

大きな筒状の検査機器に横になって入り、電磁波によって脳の断面図を撮影する。脳卒中があるか、また脳卒中のリスクがあるか、脳が萎縮しているかどうかなどを確認できる。

頭部 MRA 検査

検査の目的

- 脳の血管を立体画像として撮影して、未破裂脳動脈瘤などを見つける

脳の血管を立体的に画像化する。MR Iと同様、大きな筒状の検査機器に横になって入り、電磁波によって撮影。特に脳の血管の狭窄や脳動脈瘤を見つけるのに役立つ。

アミロイドPET 検査

検査の目的

- アルツハイマー型認知症の原因と考えられているアミロイドβの蓄積の有無や程度を調べる

放射性薬剤を注射し、PET 装置で脳を撮影する。アルツハイマー病による軽度認知障害または軽度認知症が疑われる人に対して、治療薬（レカネマブ、ドナネマブ）の投与の要否を判断する目的で行われる場合は保険適用（2025 年現在）。

うつ病も認知症のリスクになる

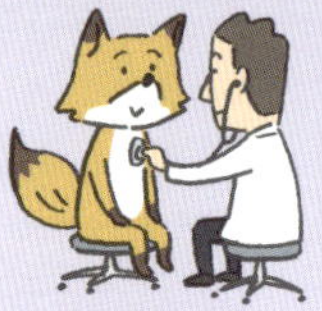

うつ病の症状として認知機能低下が見られることも

憂うつになる、やる気が出ない、食欲が出ない、疲れやすいなどの症状が出るのが、うつ病。日本人の約15人に1人が一生のうちにかかるといわれていますが、**うつ病の症状として認知機能の低下が見られることもあります**。特にうつ病の症状が重い場合に顕著に現れるようです。

うつ病患者は過去の経験や情報を思い出す記憶力が低下するケースが少なくありません。また、注意力も低下し、日常の中でミスをすることが増えます。計画や決断、問題解決などの実行機能も、うつ病の影響を受けやすい機能です。**こういったことから高齢者がうつ病を発症している場合、認知症と間違われるケースもあります**。

うつ病があると認知症のリスクが約2倍になる

一方で、うつ病があると認知症の発症リスクが約2倍になるというデータもあります。

うつ病の予防のためには、ストレスをコントロールし、睡眠・食・運動などに気をつけて健康的な生活を送ることが大切です。また、左ページの症状に当てはまるようであれば、早めに精神科や心療内科を受診しましょう。

うつ病の症状って？

下記は、うつ病の場合に見られる主な症状。①～⑨のうち①か②を含む５つ以上が２週間以上続いていたら、医師に相談しよう。

1. 悲しく憂うつな気分が1日中続く
2. これまで好きだったことに興味が湧かない、何をしても楽しくない
3. 食欲が減る、あるいは増す
4. 眠れない、あるいは寝すぎる
5. イライラする、怒りっぽくなる
6. 疲れやすく、何もやる気になれない
7. 自分に価値がないように思える
8. 集中力がなくなる、物事が決断できない

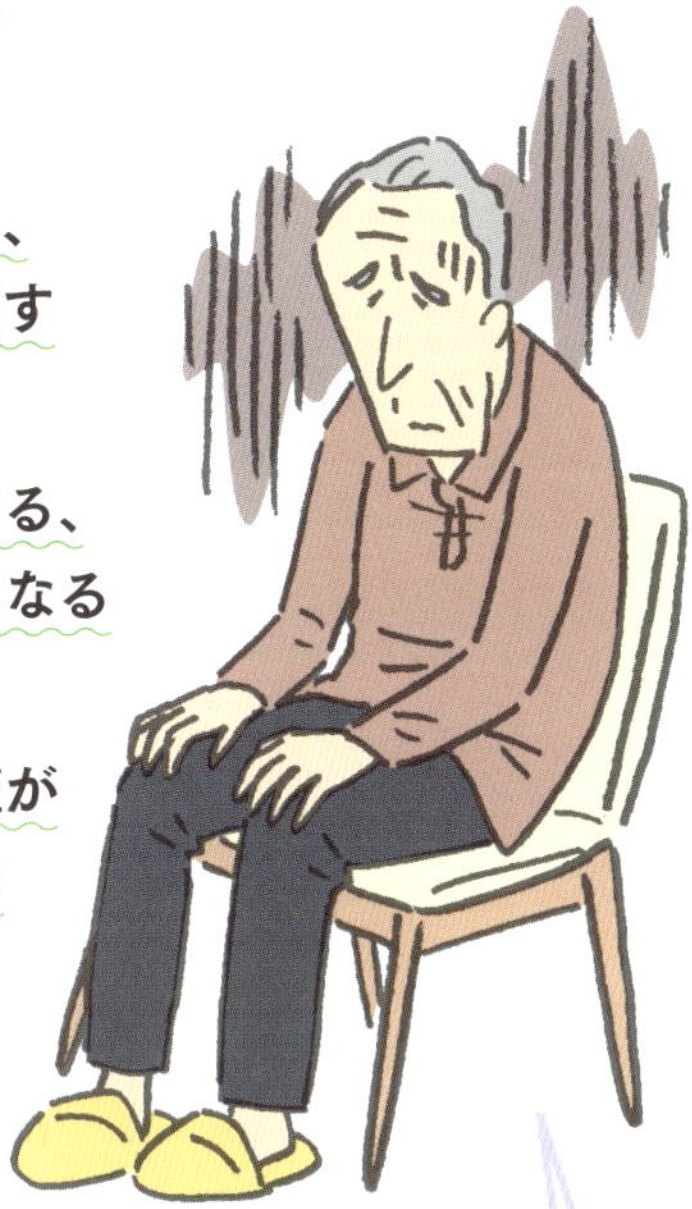

9. 死にたい、消えてしまいたい、いなければよかったと思う

高齢者のうつ病ならではの特徴もある

高齢者のうつ病の場合には、精神症状より身体症状を強く訴えるケースが、若い世代と比較して多い。加齢に伴う心身の衰えや社会的な孤独感などが発症に関わってくることも。また、認知症と間違われる場合も少なくない。

（参考：厚生労働省サイト「こころもメンテしよう」）

Q7

人と交流しているときの脳について、
ＡとＢのうち間違っているのは
どちらでしょうか？

Ａ 思い出話は脳が退屈するから
控えたほうがいい

Ｂ 会話中はしゃべっている人より
聞いている人のほうが脳がよく働く

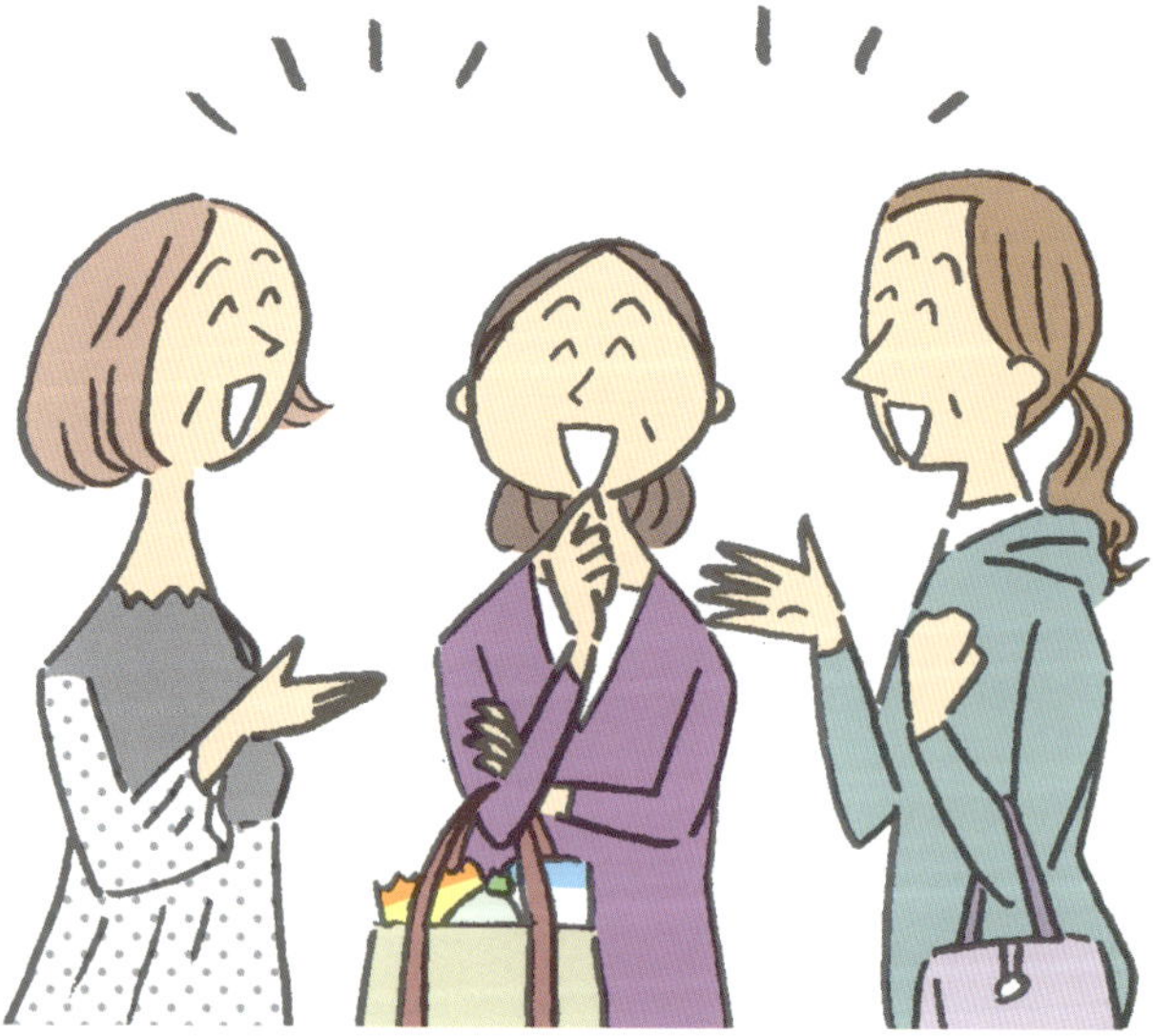

習慣 ≫ 7

人との交流を大切にする

人や社会との関わりが脳への刺激になる

答え A

過去の思い出を語り合うのは認知症のリハビリにも用いられる方法（→ P100）なのでAが間違い。Bについて詳細は98ページへ。

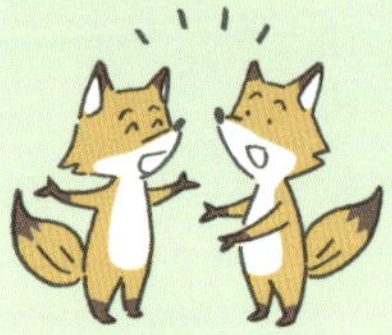

社会参加と認知症との関わり

ただ人と向かい合っているだけでも、脳は活性化している

誰かとただ向かい合って顔を見ているだけでも脳は刺激を受けています。無意識に相手の表情を読んで、情報を処理しているためです。**人との交流は、脳を活性化させるいい材料になるのです。**

社会参加や人とのつながりを持つことが認知症の発症リスクを減らす可能性があることは、いくつかの研究で指摘されています。

例えば国内の高齢者を対象にした研究では、「友人との交流がある」「何らかの就労をしている」など5種類の社会とのつながりが認知症の発症リスクと関わりがあると報告されています。さらにつながりの数が多いほど認知症の発症リスクが低くなるという結果が出ています（左ページ参照）。

脳をよく使うコミュニケーション法はやっぱり会って話すこと

また、**同居人以外の人との交流が週に1回未満だと、それ以上の交流がある場合より認知症の発症リスクが高くなる**という研究報告もあります。

ちなみに、コミュニケーションをとるとき、会って話すのと、電話やメールなどでやりとりするのでは、相手の表情からたくさんの情報を得られる前者のほうがワーキングメモリをよく使います。

社会との多様なつながりは認知症リスクを下げる

■ 国立長寿医療研究センターは、65 歳以上 13984 人を対象に社会とのつながりと認知症発症リスクを調査

10 年間の追跡データを解析し、8 種類の社会とのつながりについて調査。そのうち左の5種類のつながりで認知症の発症リスクが低下することがわかった。下のグラフは、5種類のうち持っているつながりの数を点数とし、つながりの多様さと認知症の発症リスクとの関わりを示している。

- 配偶者がいる
- 同居家族と支援のやりとりがある
- 友人との交流がある
- 地域のグループ活動に参加している
- 何らかの就労をしている

さらにこれらのつながりが5つある人は、1つもないか1つだけの人と比べて認知症リスクが46%低かった

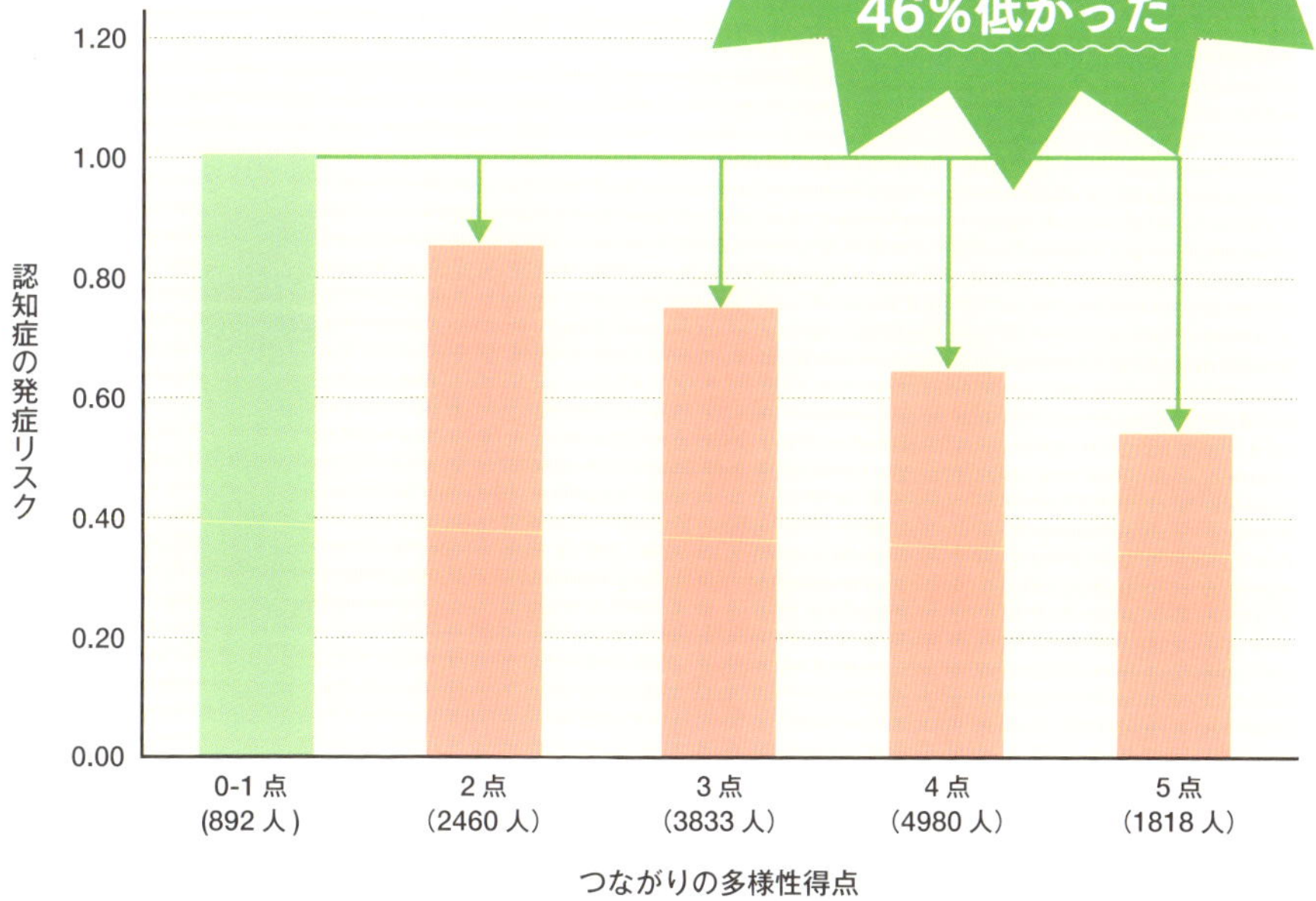

（出所：Saito T, et al. J Epidemiol Community Health.2017）

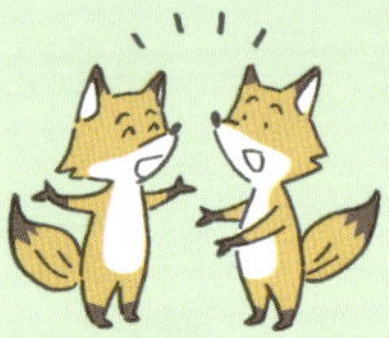

笑い合うことで記憶力が向上

笑って楽しい気分になると海馬や線条体が活性化する

せっかく人と交流するなら、たくさん笑い合いましょう。それが脳のためにもなります。

笑って楽しい気分になると、脳のなかでやる気に関わる部位である線条体や記憶を司る海馬が活性化され、記憶力が高まります。ストレス物質であるコルチゾールが減少することもわかっています。

実は、作り笑いでもＯＫです。ある実験では、唇に箸をくわえて口角を上げ続けた状態でマンガを読むと、普通に読むときよりも面白く感じる、という結果が出ています。口角を上げた表情筋の動きによって、脳は楽しいと勘違いしてくれ、笑っているときと同じように脳が活性化するのです。

目の前の人が笑っているとき、自分の脳も笑っている

他者の笑っている顔を見ているとき、自分が笑っているときと同じような脳の活動が見られることも実験でわかっています。

例えば、夫婦円満でいたいなら、パートナーをにっこり笑いながら見つめることを習慣にしてみてはどうでしょうか。口角を上げることで自分の気持ちも楽しくなり、こちらが笑うことで相手の脳も笑ってくれます。

笑い合うことの脳への影響

影響 1

ストレスの影響が緩和する

ストレスを感じたときには、ストレス物質と呼ばれるコルチゾールの分泌が増える。しかし、笑うことでコルチゾールの分泌が減少することがわかっている。ストレスを緩和するためにもニコニコ笑うのは有効ということだ。

影響 2

海馬が活性化されて記憶力が向上する

笑うだけで快感物質であるドーパミンの分泌が高まり、その影響で海馬が活性化。それによって記憶効率が高まることがわかっている。

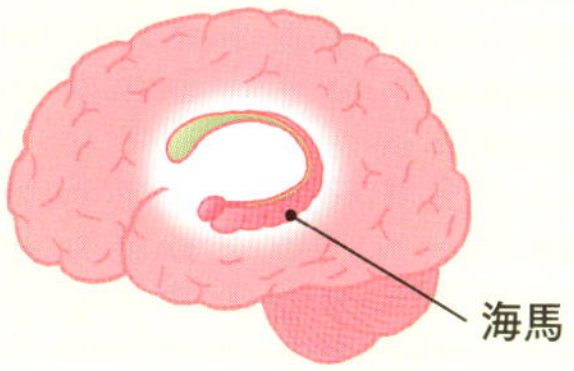

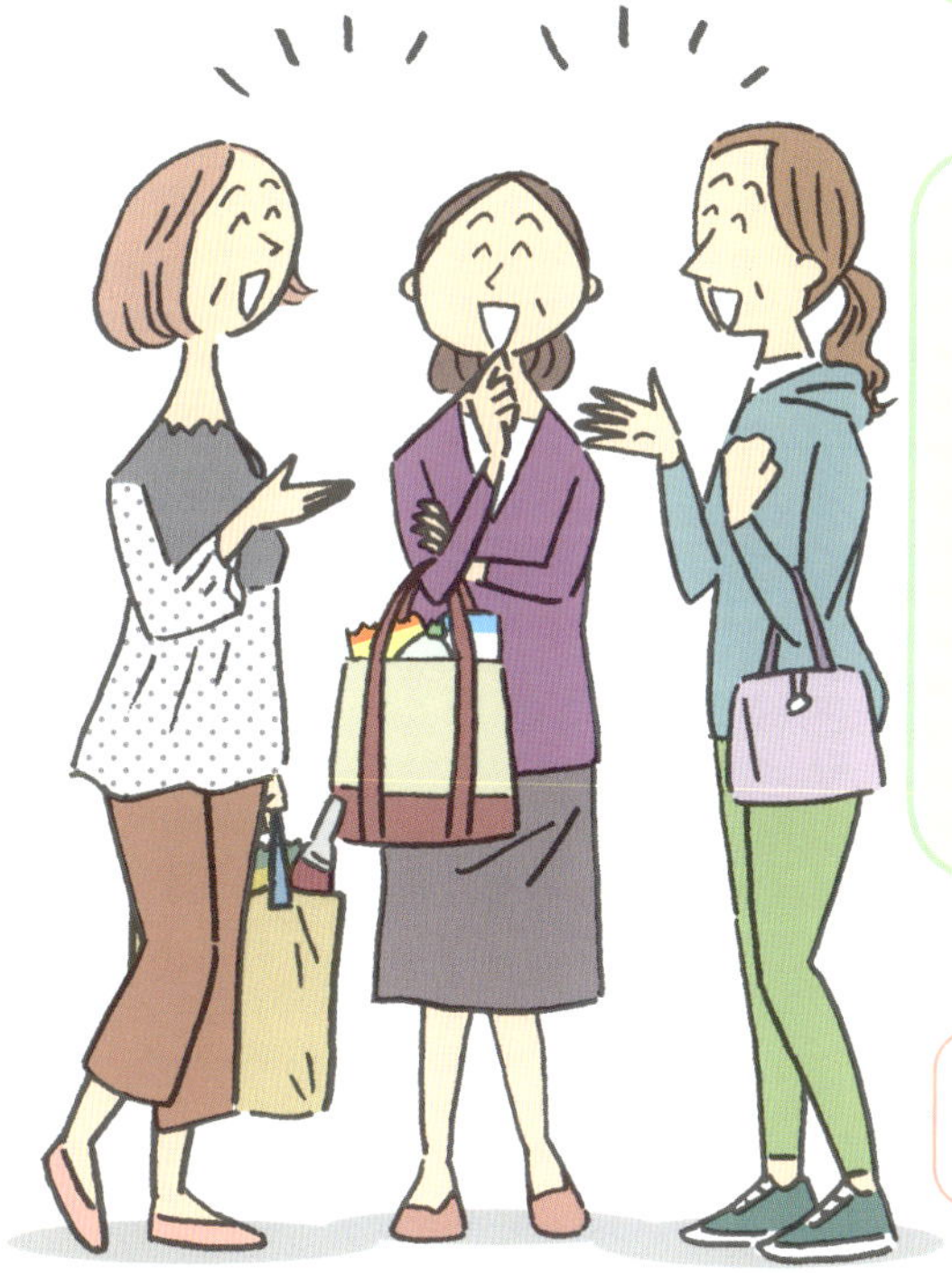

影響 3

相手への信頼感が増す

周囲の人と笑顔を向け合うというのもポイント。相手の動作を真似ると脳内でも動作が再現され、相手への理解が深まり信頼感が増す。また愛情ホルモンと呼ばれるオキシトシンの分泌も増える可能性があり、互いの愛着を高める効果がある。

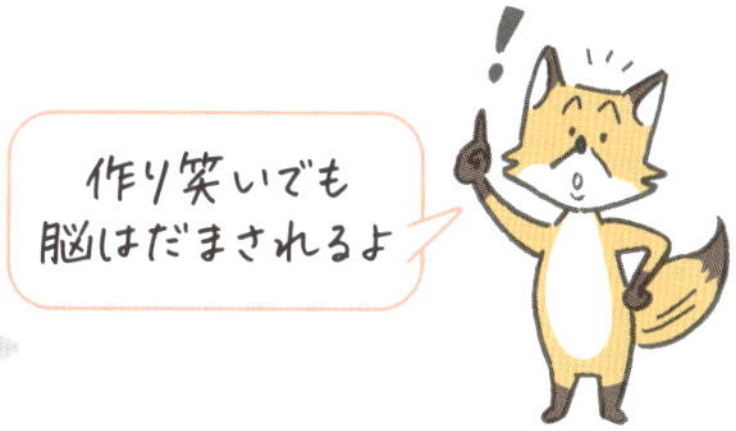

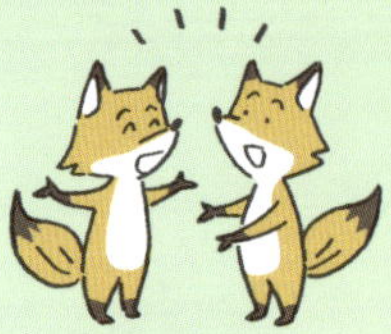

おしゃべりは聞く側がおすすめ

おしゃべりは脳トレそのもの。ワーキングメモリがフル回転

人と会話をすることは、いい脳トレになります。**特に聞き手側でいるときのほうが、脳が活発に働いていることがわかっています**。

相手の話を聞き、声色や表情を読みながら、何を言っているかを理解し、さらに次に何を言おうとしているのかを予測して、あいづちを打ちながら、自分が何を言えばいいか考え、いいタイミングで話を切り出す……。このように聞き手はたくさんの情報を処理しており、ワーキングメモリをとてもよく使っているのです。

脳を喜ばせるためにも、ぜひ聞き上手になることを目指してみてください。

脳の特性を生かした会話のコツは「ミラーリング」

会話をするのが苦手だという人は、脳の特性を生かした会話のテクニックとして「ミラーリング」を試してみてください。

簡単にいえば、鏡のように相手を真似ること。相手が腕を組んだら腕を組み、うなずいたらうなずく。会話のペースも相手に合わせる。このようにすると、無意識にお互いの親近感が高まって、コミュニケーションがスムーズになります。

会話をしているときに脳のなかで起こっていること

会話がかみ合っているとき、話し手と聞き手の脳は〝同調〟している

会話中の脳活動をfMRIという装置で計測すると、会話がいい感じに進んでいるとき、お互いの脳が同調して同じ部位が同じように活動しているのがわかる。一方で、会話が途切れたりして噛み合っていないときには、この同調現象は見られない。

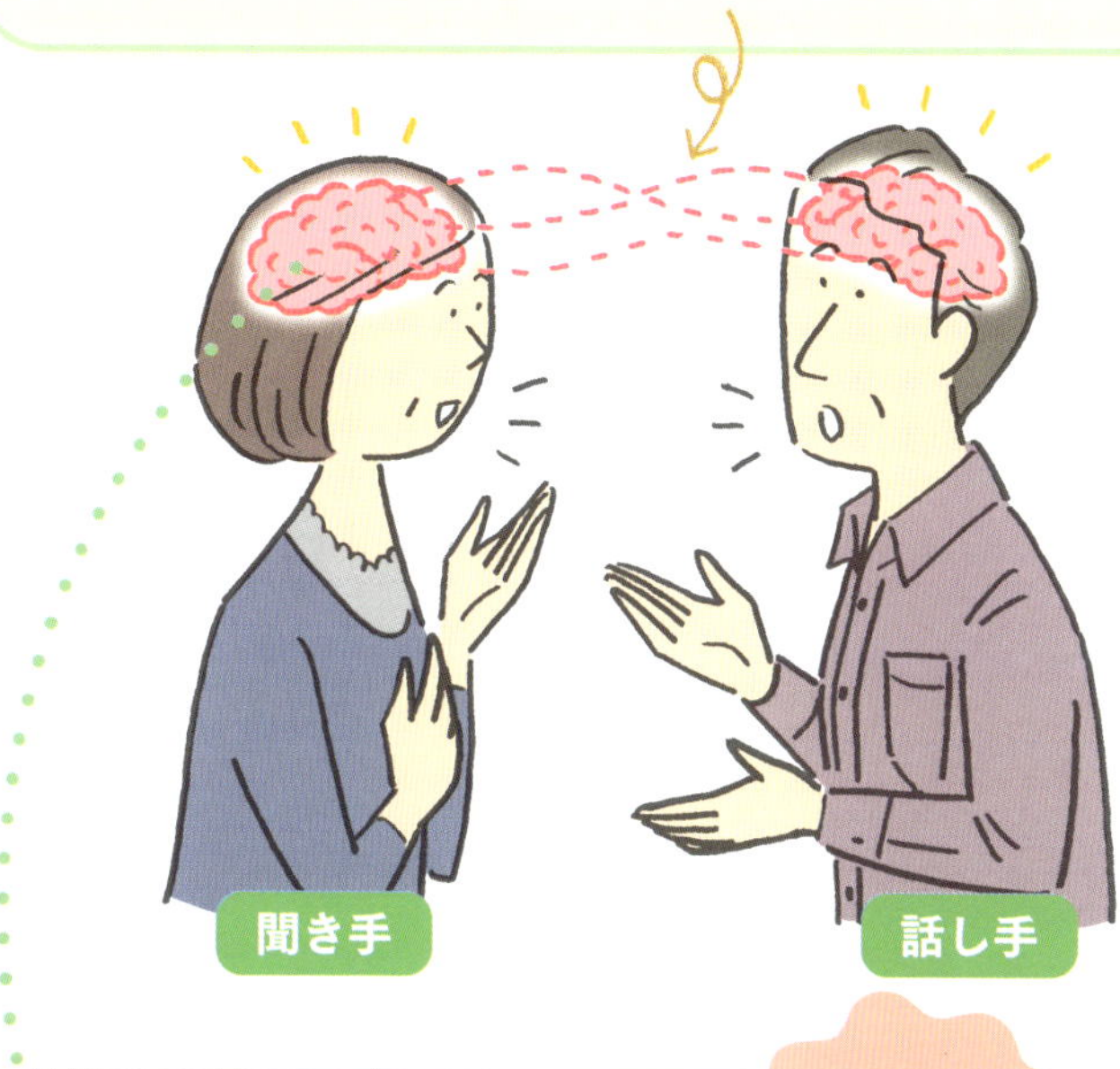
聞き手
話し手

ちなみに会話中、男性は「自分が何を言うか」を司る脳の部位が活発になりやすく、女性は「相手が何を言っているのか聞く」のを司る部位が活発になりやすい傾向がある。

聞いているときのほうが話しているときよりも脳が活発に働いている

聞き手の脳では、「予測」「比喩の理解」に関わる左側頭葉の上側頭回が、話し手よりも先に活動する。聞き手は、会話を先読みして、何を言うか考える、というように脳をとても活発に働かせている。

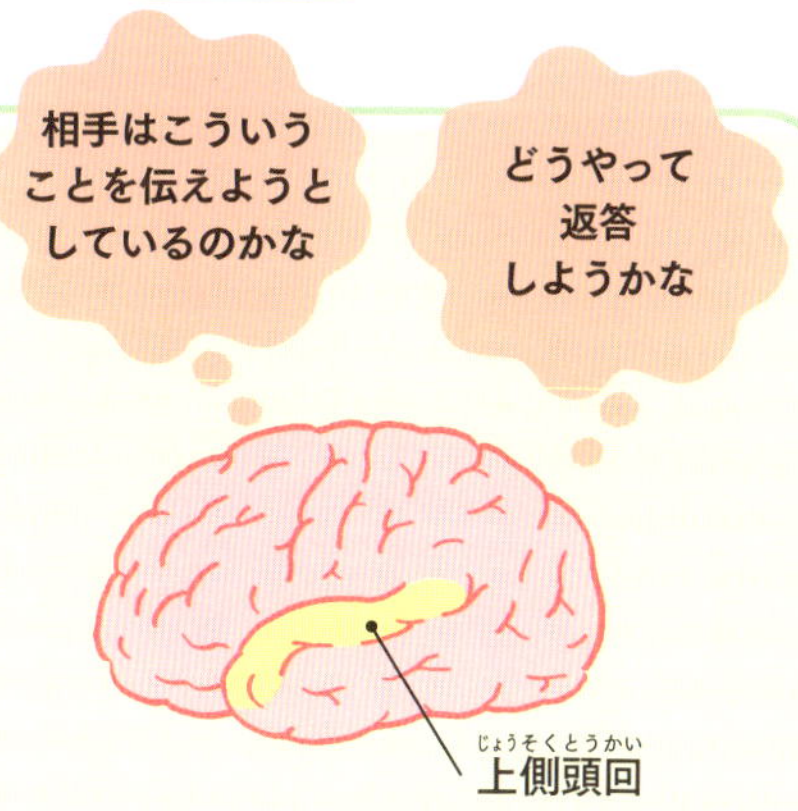
相手はこういうことを伝えようとしているのかな
どうやって返答しようかな
上側頭回《じょうそくとうかい》

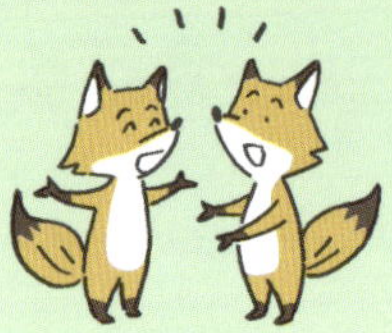

思い出話は脳全体を刺激する

認知症の治療としても用いられる回想療法

家族や友人と昔の思い出で盛り上がる。同世代の仲間とかつての流行を懐かしむ。そんな時間も脳にとっては有益です。

認知症のリハビリなどに用いられる「回想療法」という方法があります。**高齢者が過去の楽しかった思い出を写真などを見ながら振り返って、それを他者に語るというもので、認知機能の改善に効果があると報告されています。**

懐かしいものに触れたとき、脳のなかで感情や情動に関わる大脳辺縁系が活性化します。ワクワクドキドキした当時の感情を思い出すことで気持ちが和らいでストレス軽減にもつながります。

小学生の頃の通学路や家の間取りを描いてみよう

思い出話の発端として、例えば、小学生の頃の学校までの通学路の地図を描いてみましょう。描きながら通学路の景色や、一緒に学校に通っていた友人のこと、通学中にあった出来事を自由に思い出してみてください。これを1人で行うのもいいですが、誰かと一緒に行えばお互いの思い出を語るきっかけになります。昔住んでいた家の間取りを描いてみるのもよいでしょう。

記憶から〝楽しさ〟を呼び起こそう

懐かしい記憶によって ワクワクドキドキすることが 大脳辺縁系を活性化させる

大脳辺縁系は大脳の奥で脳幹を取り囲むように存在する部位で、感情や記憶に関わる。海馬もここに含まれる。大脳辺縁系が活性化すると、脳全体が働きやすくなる。

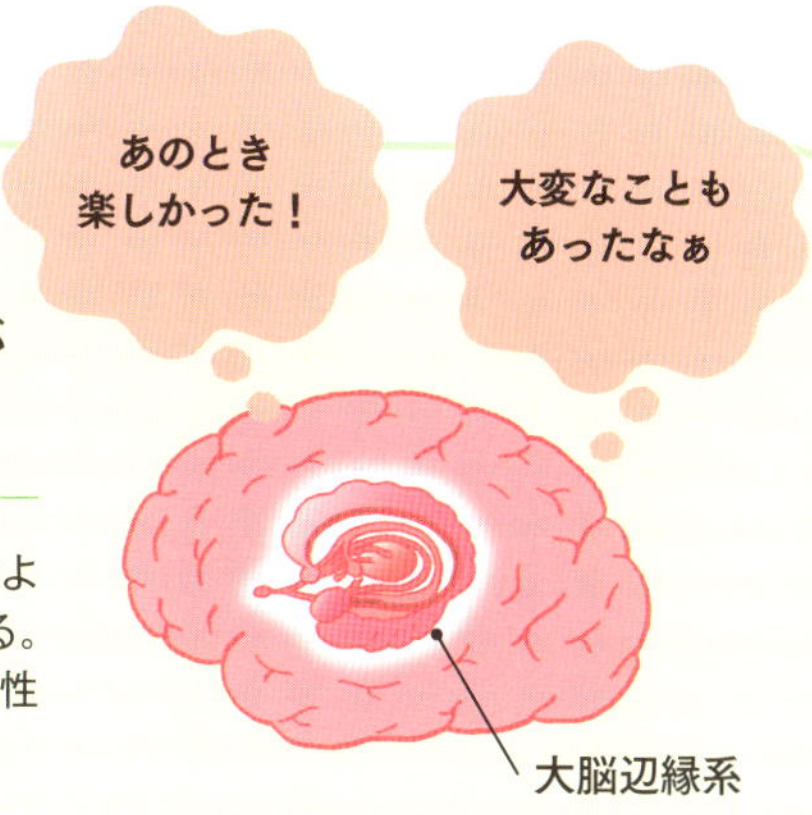
あのとき
楽しかった！
大変なことも
あったなぁ
大脳辺縁系

例えばこんなことを してみよう

- 昔のアルバムを見る
- 昭和をテーマにした テレビ番組を見る
- 懐メロを聴く
- 同窓会に参加する

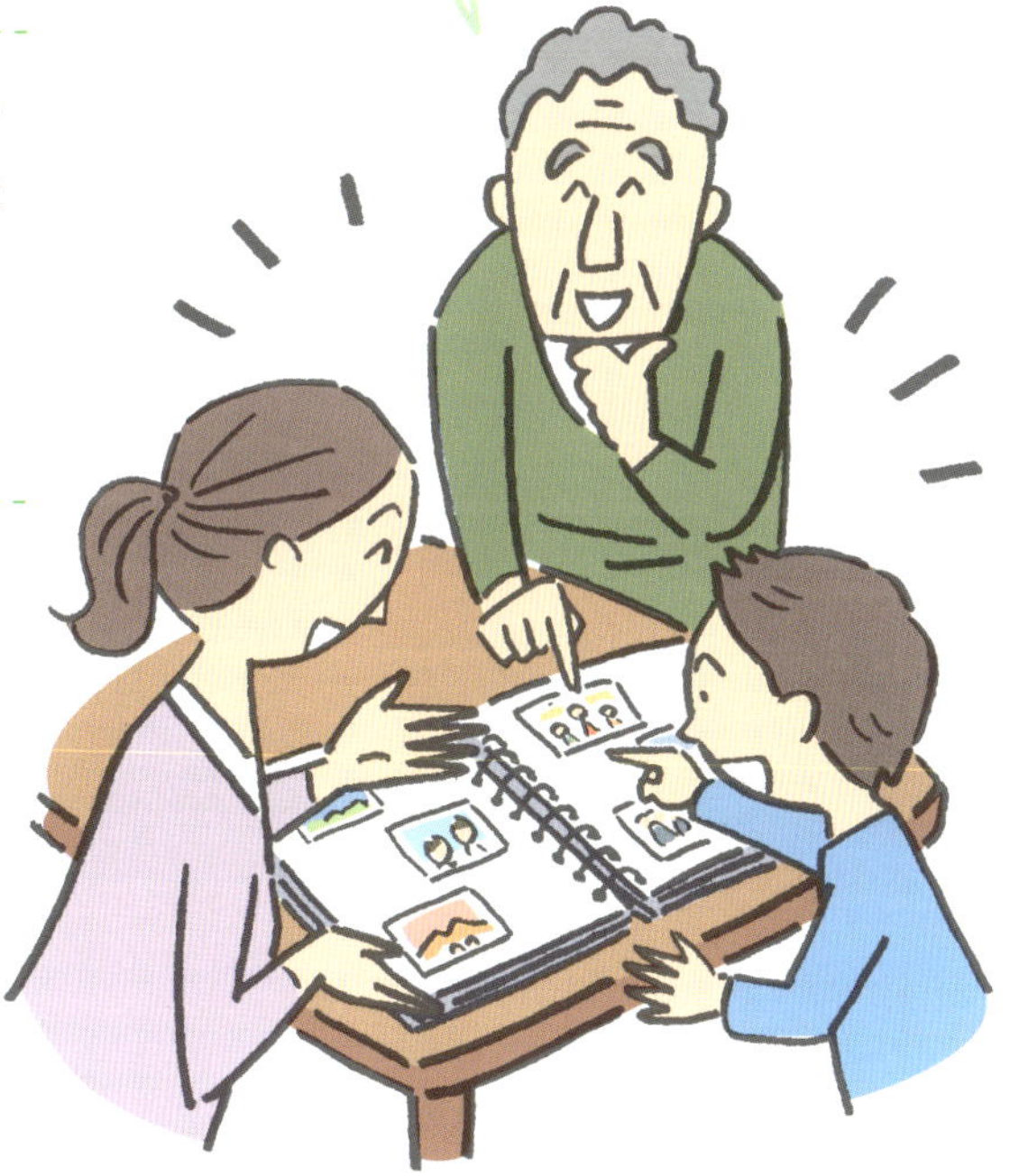

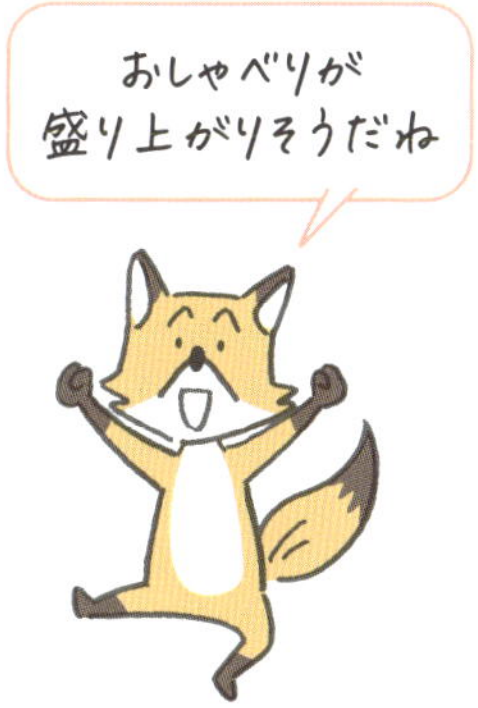
おしゃべりが
盛り上がりそうだね

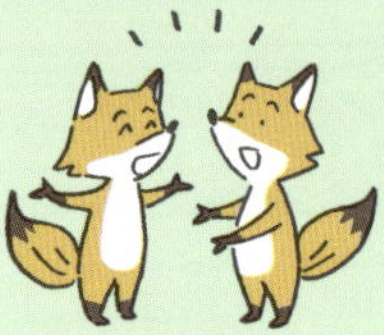

人それぞれに脳のクセがある

外向性が低い人は無理して人付き合いをする必要はない

ここまで人との交流が脳にいい影響を及ぼすことを説明してきましたが、**無理をしてまで人付き合いをする必要はありません**。ストレスが溜まるのも脳にとってはよくないことだからです。

人にはそれぞれの性格があります。心理学のビッグファイブ理論では、人間の性格を「外向性」「開放性」「誠実性」「協調性」「神経症的傾向」という5つの因子に分けています（左ページ参照）が、それぞれの遺伝率は50%ともいわれます。**外向性の低い人にとっては人との交流は負担になります**。また、**神経症的傾向の強い人はストレスに弱いものです**。人付き合いは、自分の性質にとって無理のない範囲で行うことが大切です。

孤独な時間もたまには必要。いいバランスを見つけて

また、人との交流が大切である一方で、**孤独な時間も人間にとって必要なものです**。スイスのチューリッヒ大学による高齢者を対象とした研究では、人と多く接すれば接するほど、そのぶん、孤独な時間が必要になることが報告されています。

人と交流することも孤独に過ごす時間も両方が大切と心得て、バランスをとりましょう。

人間の性格は５つの因子から成る

心理学のビッグファイブ理論は、人間の性格は「外向性」「開放性」「誠実性」「協調性」「神経症的傾向」の５つの因子から成り立つという考え方。その組み合わせが個人の性格や行動傾向として表れる。

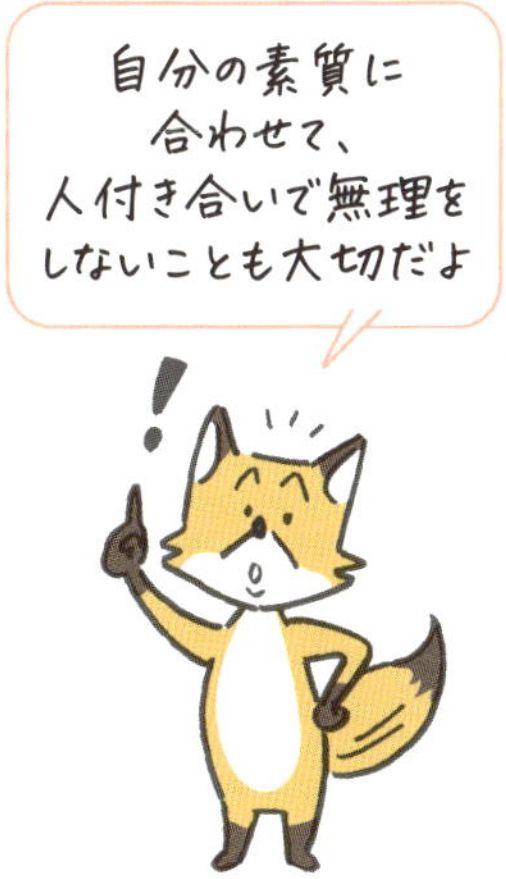
自分の素質に合わせて、人付き合いで無理をしないことも大切だよ

外向性

社交性や活動性、積極性などの高さに関わる。

神経症的傾向

環境からの刺激やストレスに対しての敏感さ。不安や緊張の強さに関わる。

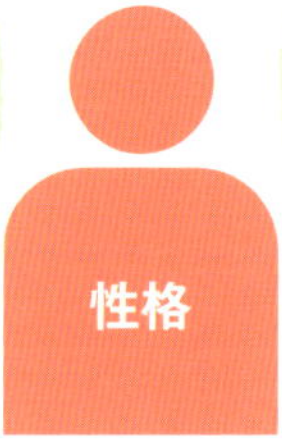
性格

開放性

知的好奇心や、創造力、新しいものへの親和性の高さに関わる。

協調性

利他性、共感性の高さ、やさしさ、周囲への思いやりや配慮に関わる。

誠実性

自己統制力や達成への意志の強さ、真面目さ、責任感の強さに関わる。

Q8

**ストレスがあると脳の働きが悪くなります。
次のうちストレスを和らげて脳の負担を
軽くできる方法として
間違っているのはどれでしょう？**

① 誰かに話を聞いてもらう
② 我慢する
③ 悩みをノートに書く

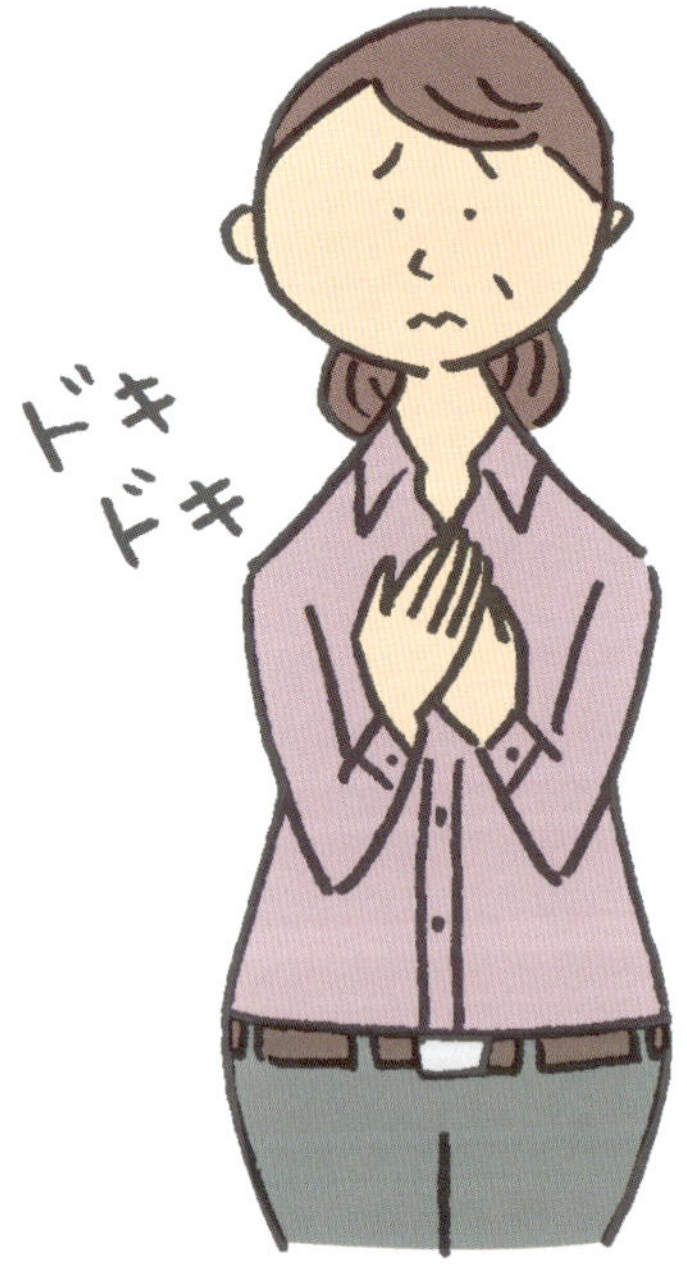

習慣≫8

ストレスをコントロールする

脳に余裕を持たせてあげる

答え ②

脳科学的に見ると「我慢」は毒（→ P106）。「誰かに話を聞いてもらう」「悩みをノートに書く」はストレスを和らげる効果あり（→ P108）。

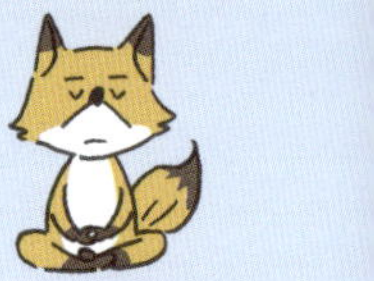

ストレスは脳の無駄使いになる

ストレス物質のコルチゾールは脳の働きを低下させる

過度なストレスがあると心身に悪影響が現れますが、脳の働きにもよくない影響を及ぼします。**ストレスがあると、脳のなかではストレス物質のコルチゾールの分泌が増え、これにより脳の働きが低下します。ストレスが長い間続くと、海馬が萎縮し、記憶力に影響が出る場合もあります。**

また、脳に情報を一時記憶するワーキングメモリはもともと3～4つ程度の情報しか扱えません。ストレスがあると、それが圧迫されます。するとそのほかの情報処理が遅れてしまうのです。

我慢には限界がある。耐えすぎると、いずれ影響が出る

ストレスと関連して、**我慢には限界があると知りましょう**。アメリカのフロリダ州立大学で行われた、クッキーを載せたお皿の隣に学生たちを座らせて食べるのを我慢させるという実験があります。彼らはこの後、難しいパズルの課題を出されましたが、**「我慢する力」がすでに消耗していたようで、課題をすぐに投げ出してしまいました。**

この実験では、クッキーを食べるのを許可された学生たちもいました。彼らはパズルに対してより長い時間取り組むことができたそうです。

ワーキングメモリはストレスで圧迫される

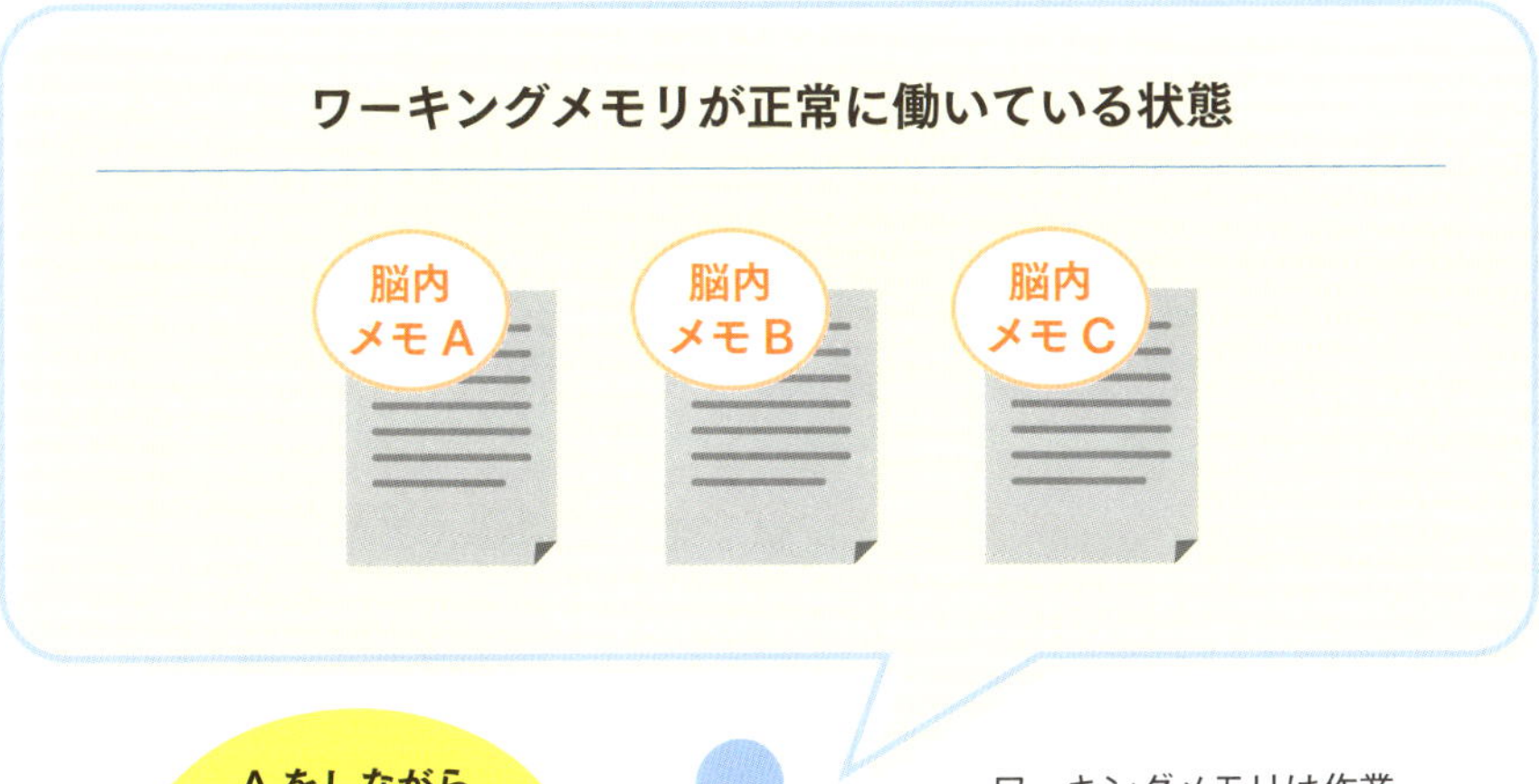
ワーキングメモリが正常に働いている状態
脳内メモA
脳内メモB
脳内メモC

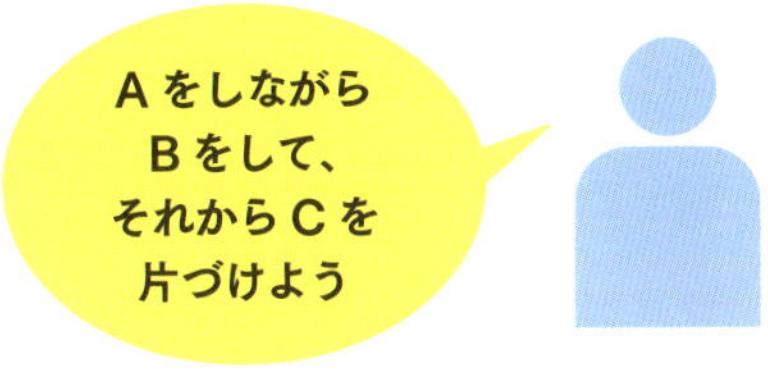
Aをしながら
Bをして、
それからCを
片づけよう

ワーキングメモリは作業をするときに情報を一時記憶する脳のメモ帳。脳にメモできる情報の数は、3～4つ程度が限度。

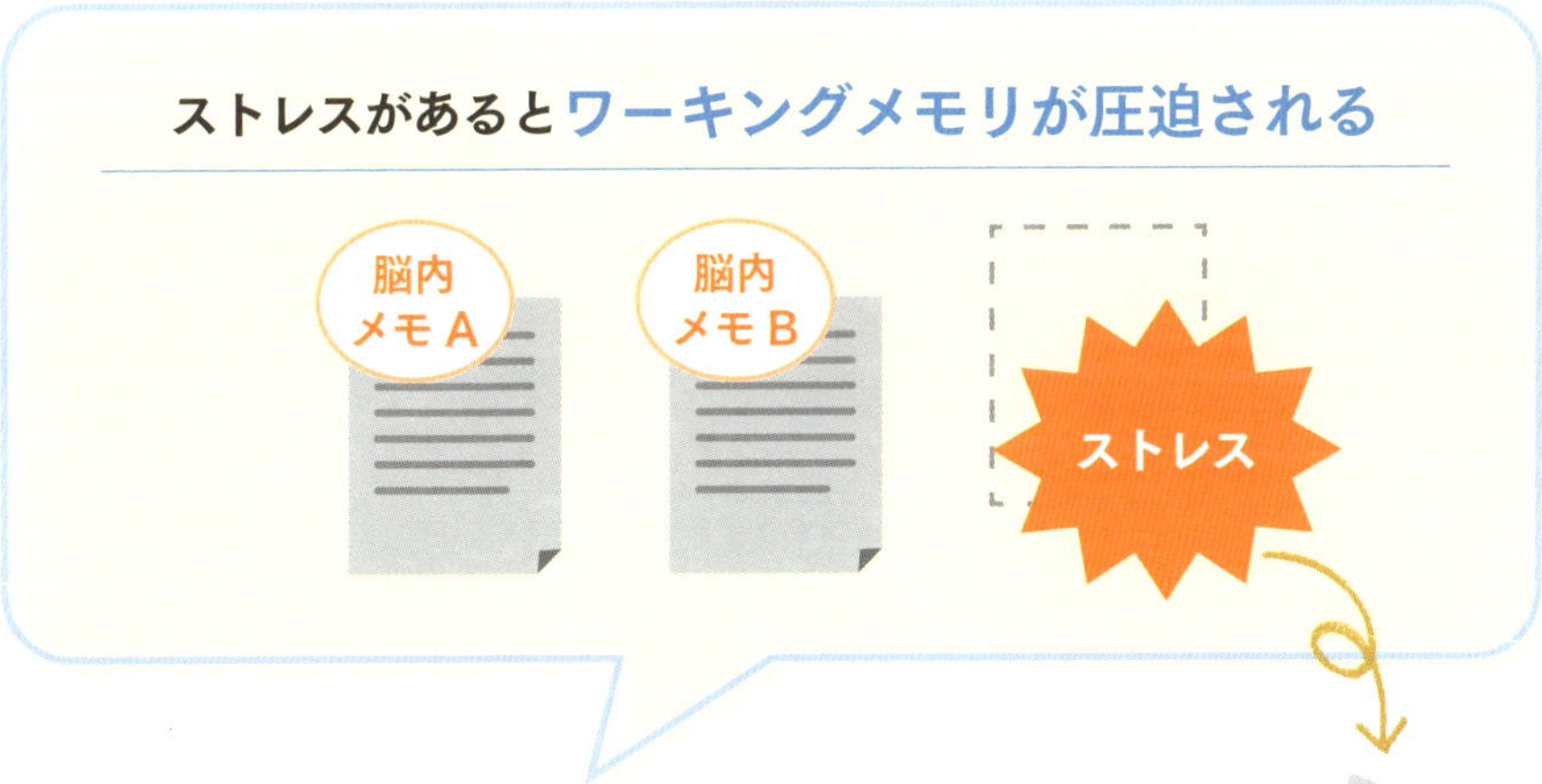
ストレスがあるとワーキングメモリが圧迫される
脳内メモA
脳内メモB
ストレス

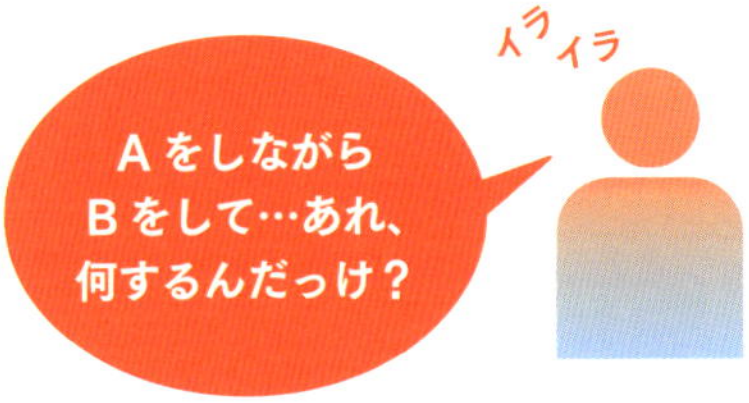
イライラ
Aをしながら
Bをして…あれ、
何するんだっけ？

ストレスがあると、脳のメモ帳の容量がストレスの処理に使われてしまう。これによって、ワーキングメモリが扱える情報の量が減って頭が働きにくくなる。

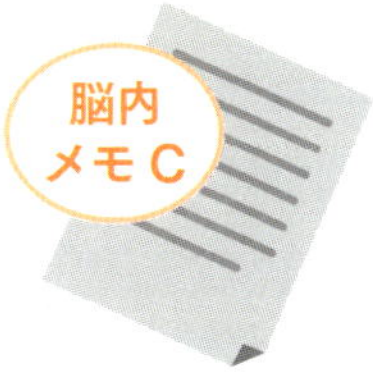
脳内メモC

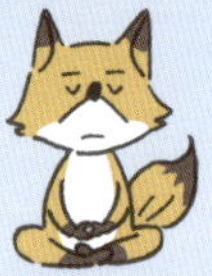

不安を書き出すと脳は楽になる

書き出すことで ワーキングメモリに空きをつくる

脳をきちんと働かせるために、ストレスのコントロールにも注意しなければいけません。**おすすめの方法が、不安を書き出すことです**。

アメリカのシカゴ大学の研究では、不安を紙に書き出したことでテストの成績が上がったことが報告されています（左ページ参照）。

不安があると、「どうしよう」「だめかもしれない」と頭のなかで不安が膨らんでしまいます。ワーキングメモリも、ストレスで圧迫されていて余裕がない状態です。しかし、**紙に書き出すことで、不安を脳内のメモ帳（ワーキングメモリ）から外に移動させることができます**。それによって、ワーキングメモリに余裕ができるのです。

ストレスを切り離すことが大切。人に話すのもOK

このように不安やストレスを脳の外に出すことを「外在化」といいます。紙に書き出すだけでなく、誰かに不安を打ち明けるのもまた、外在化です。**外在化によって、ストレスを自分から切り離して客観的に見つめることができるようになります**。いざ客観視してみたら、大した問題ではなかったということは案外多いものです。

不安を書き出したら成績がアップした！

■ 大学生 20 人に数学のテストを 2 回受けさせ、成績を分析した

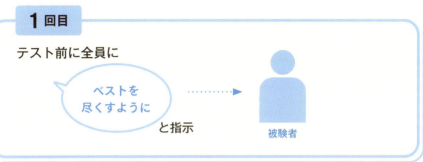

1 回目

テスト前に全員に

ベストを
尽くすように

と指示 → 被験者

2 回目

テスト前に全員に

成績優秀者には
賞金がある

成績が悪ければ
連帯責任だ

などと
プレッシャーを
かける → 被験者

学生のうち 10 人には
テスト前に
テストに対する
不安を書き出させた

↓

1 回目より成績が
5%上昇

もう一方の
10 人は
テスト前に何も
させなかった

↓

1 回目より成績が
12%下落

シカゴ大学の研究。不安を書かなかった被験者は、プレッシャーにワーキングメモリが占領されて成績が下落したと見られる。不安を書き出すことの有効性がよくわかる。

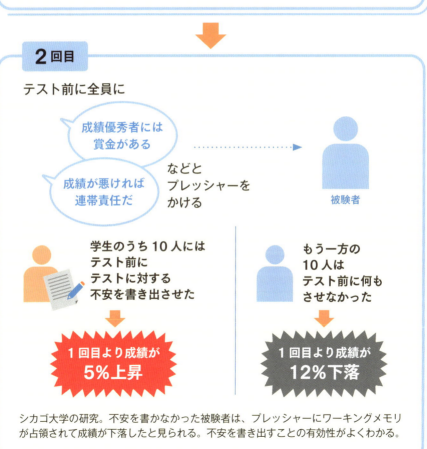

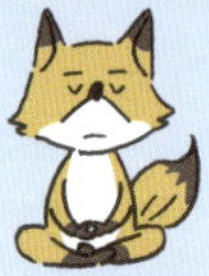

苦手な人との付き合い方は？

好き嫌いの感情はコントロールできる

「ストレスの原因は、人間関係」という人は少なくないでしょう。苦手な人と付き合わなくていいのであればそれが最も楽な方法ですが、そうとばかりはいかないものです。脳をだましながら、うまく付き合っていきましょう。

好き嫌いの感情は、コントロールできます。こんな実験があります。サルに2つの図形を見せて、どちらの図形が好きかを、視線が止まった持続時間から把握します。そして「好きではないほうの図形」を見せたときにジュースを与えます。すると、好きではない図形を好むようになるのです。**好きではないものも、ご褒美などをセットにすると好きになりうるということです**。一緒においしいものを食べるなどいい経験を重ねれば、苦手な人への気持ちが消える可能性があります。

苦手な気持ちを客観視。最終手段は誰かに愚痴ること

左のページで紹介する方法もおすすめです。これらは苦手な感情を外在化（→P108）して客観視できるようになる方法です。**これらを試しても苦手な気持ちがどうにもならなかったら、誰かに愚痴りましょう**。これも立派な外在化です。

苦手な人との付き合い方は？

■ 相手の嫌なところを「○○力」とポジティブに言い換えてみる

相手のどこが苦手なのかを書き出して、それを「○○力」とポジティブな言葉に言い換えてみよう。ポジティブな言葉に置き換えられたことで、脳内で増幅している「苦手」というネガティブな感情からいったん離れることができる。

〈例えば〉

あの人は口うるさいなぁ → 細かいところに気がつく「気配り力」があるんだ！

自慢ばかりするなぁ → いろいろな経験をしていて「行動力」があるなぁ

■ 相手にバカバカしいあだ名をつけてみる

相手の嫌なところが見えたら、心のなかでこっそりあだ名で呼んでみよう。バカバカしく思えるあだ名がいい。あだ名をつけることで相手を観察対象として客観視でき、「苦手」という主観的な感情が薄まる。

〈例えば〉

怒ってばかりでイヤになっちゃう！ → また「やかんマン」が沸騰してるな～

ネチネチ悪口ばかり言ってるな → 「納豆さん」のネバネバタイムが始まったぞ！

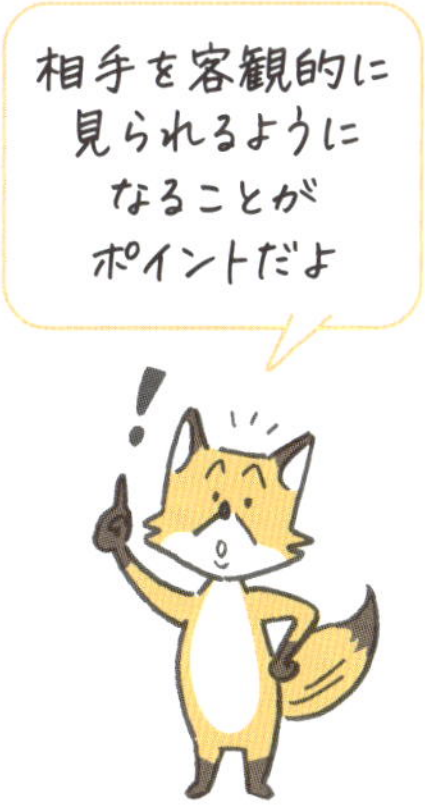
相手を客観的に
見られるように
なることが
ポイントだよ

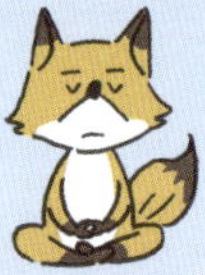

嫌な記憶の書き換えテクニック

嫌な記憶は忘れるのではなく変化させる

嫌な思いをした人に「早く忘れよう」と励ましの言葉をかけるのはよくあることです。しかし脳科学的に見るといいアドバイスとはいえません。

早く忘れようと思い出さないようにするよりも、**あえて思い出すことで「嫌な記憶」をそうでもない記憶に変化させるのがおすすめです。**

記憶は、思い出したときに不安定になり変化しやすくなるといわれています。この性質を利用し、**嫌な記憶を思い出した瞬間に余計な行動を付け足して記憶を書き換えてしまうのです。**

左のページで紹介する太ももを叩く方法のほか、嫌な記憶を思い出しながら散歩をしたり、口角を上げて笑ってみたりするのもいいでしょう。

気持ちを上向きにしたいなら目線を上に向けよう

ストレスをコントロールする方法をいくつか紹介しましたが、手軽な方法としてはため息をつくことも不安をリセットする作用があることが、心理学の研究でわかっています。**さらに簡単な方法が、ただ上を向くこと。**脳と体はつながっていて、脳は体の影響を常に受けています。そのため、目線が上を向くと、気持ちも上向きになるのです。

記憶は簡単に書き換えられる

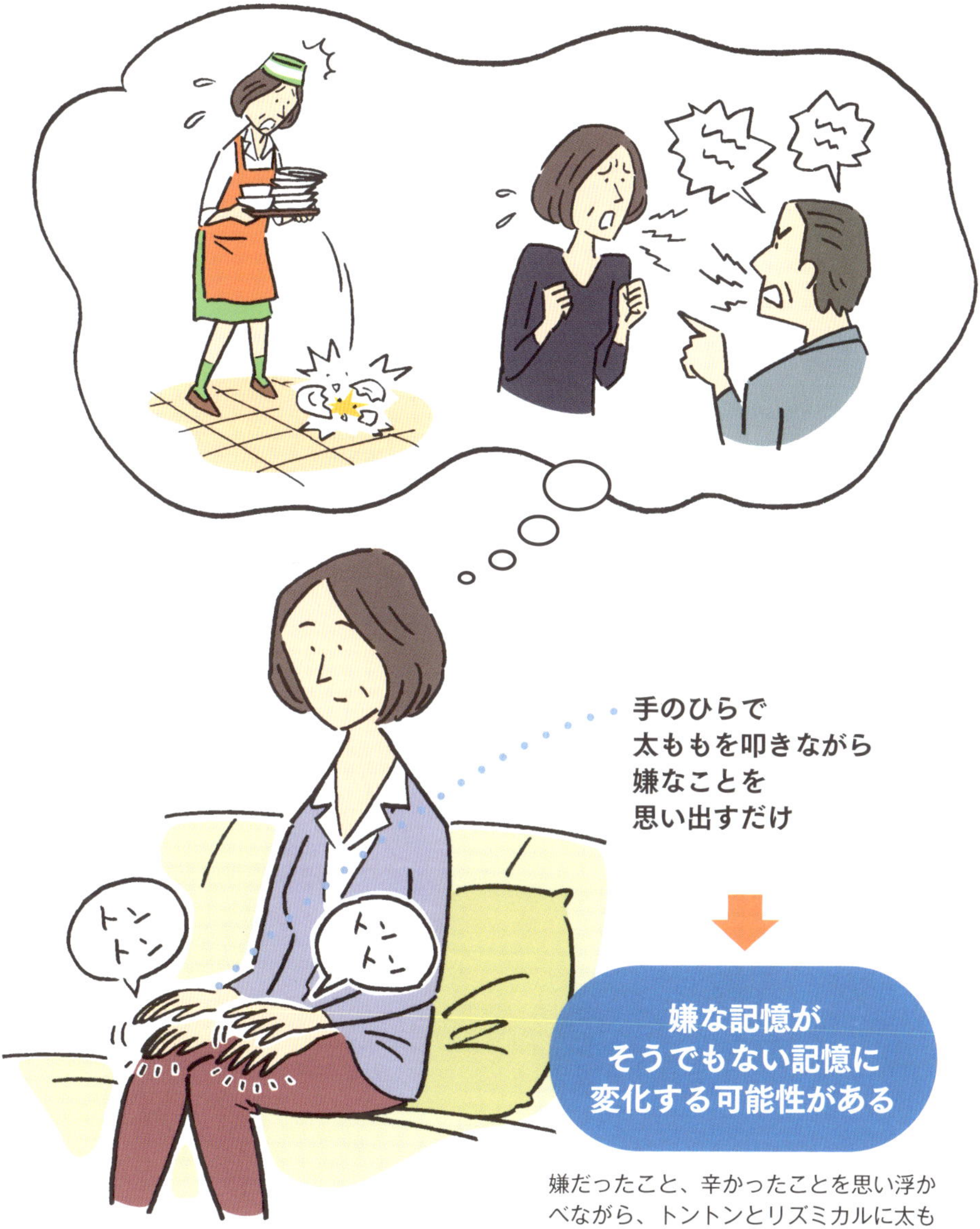

手のひらで
太ももを叩きながら
嫌なことを
思い出すだけ

**嫌な記憶が
そうでもない記憶に
変化する可能性がある**

嫌だったこと、辛かったことを思い浮かべながら、トントンとリズミカルに太ももを手のひらで叩く。思い出しながら、余計な行動を付け足すことで、記憶の扱いを変えられる可能性がある。

Q9

実は、言葉の力で脳の活性化を
サポートすることができます。AとBのうち
間違っているのはどちらでしょうか？

A「チクショー！」などの汚い言葉を
使うとストレスが和らぐ

B「よくできた、えらいぞ」といった
褒め言葉は脳を怠けさせる

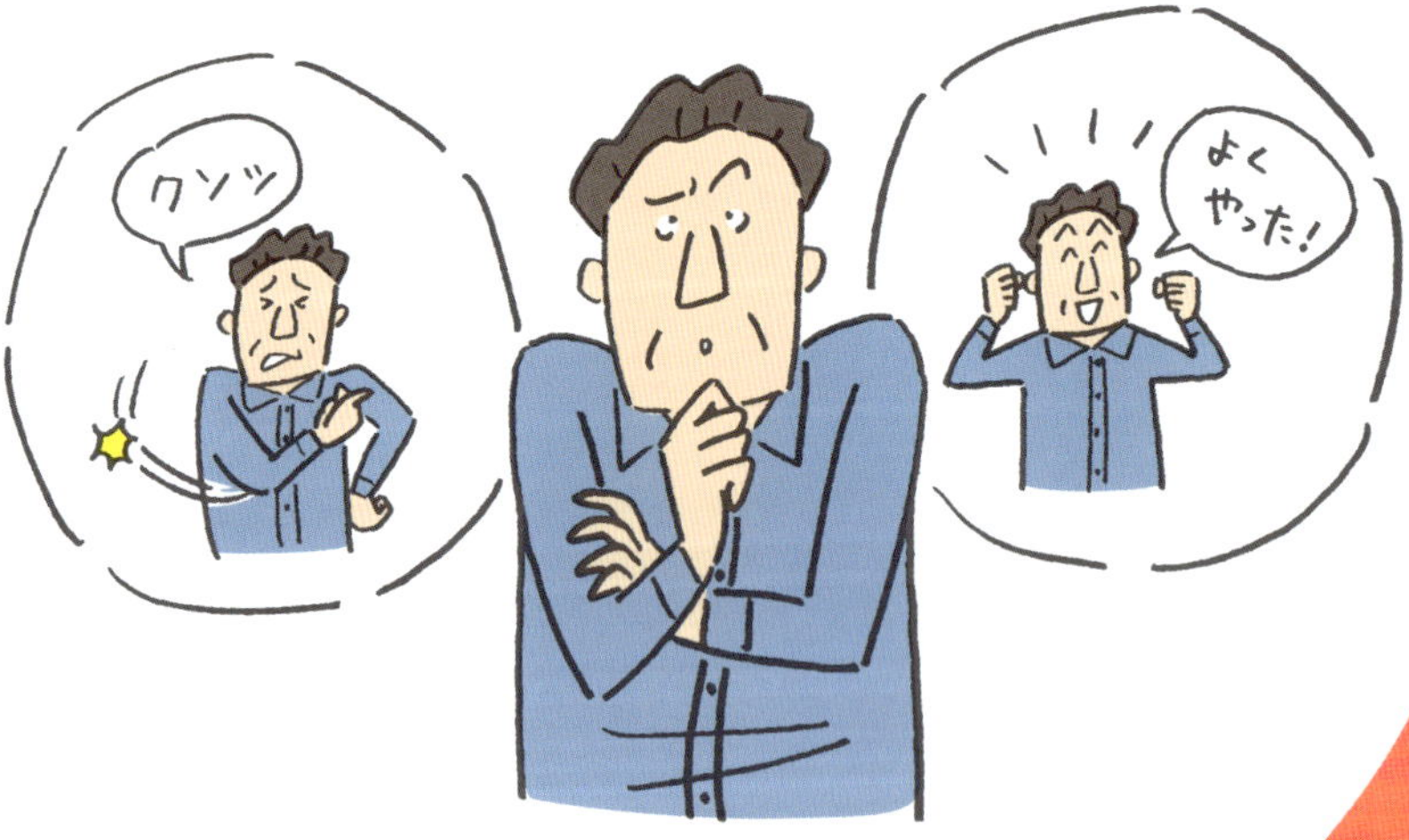

習慣≫9

〝脳にいい言葉〟を口にする

↓言葉にすると脳はだまされる

答え B

褒められただけで脳内で学習が進み、成績が上がったという実験結果がある（→ P116）ので B が間違い。A については詳細は 118 ページへ。

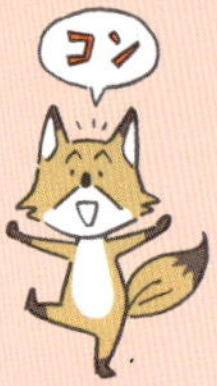

褒め言葉が物覚えをよくする

脳は褒め言葉が大好き。自分で自分を褒めるのもOK

人に褒められると嬉しいものです。そして、**褒められるだけで、脳が活性化することがわかっています**。褒められると脳内では「報酬系」というネットワークが活性化し、ドーパミンがたくさん分泌されます。ドーパミンがたくさん分泌されることによって海馬が活性化し、スキルを身につけやすくなったり記憶効率が高まったりするのです。

また、褒められた側でなく褒めた側の脳も活性化し、自分で自分を褒めるのも効果があることがわかっています。周囲の人と褒め合える関係性をつくったり、気がついたときに自分を褒めたりするようにしましょう。

知っておきたい褒めるコツ。能力よりも努力を褒めよう

ちなみに、これは子どもを対象に行われた研究ですが、「頭がいいね」と能力を褒められたグループより、**「頑張ったね」と努力を褒められたグループのほうが、その後より難しい課題に挑戦した**という報告があります。能力を褒められたグループはチャレンジすることに消極的になる傾向にあったようです。意欲を促したいなら努力を褒めるほうがよさそうです。

「褒められると上手になる」は実験で証明されている

■ キーボードをある順番で叩く指運動トレーニングの後、参加者たちを３つのグループに分けた

A 成績を褒められるグループ

B 他の参加者が褒められるのを見るグループ

C 自分の成績をグラフで見るだけのグループ

翌日に覚えたことを披露してもらうテストを行ったところ、
Ａの成績を褒められたグループが好成績を上げた

生理学研究所らの研究チームが行った研究。褒められたことで「やる気が出て練習量が増えた」というわけではなく、褒められたことで脳に直接的に作用して記憶学習の効果が高まったと考えられる。のちの研究で、１人より２人から褒められたほうが効果があることもわかっている。

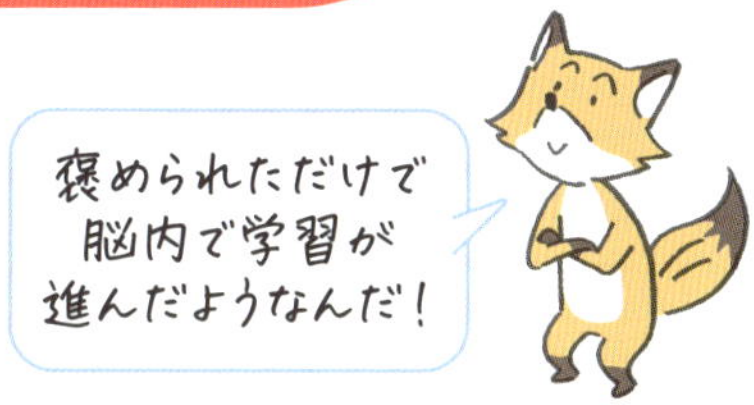
褒められただけで
脳内で学習が
進んだようなんだ！

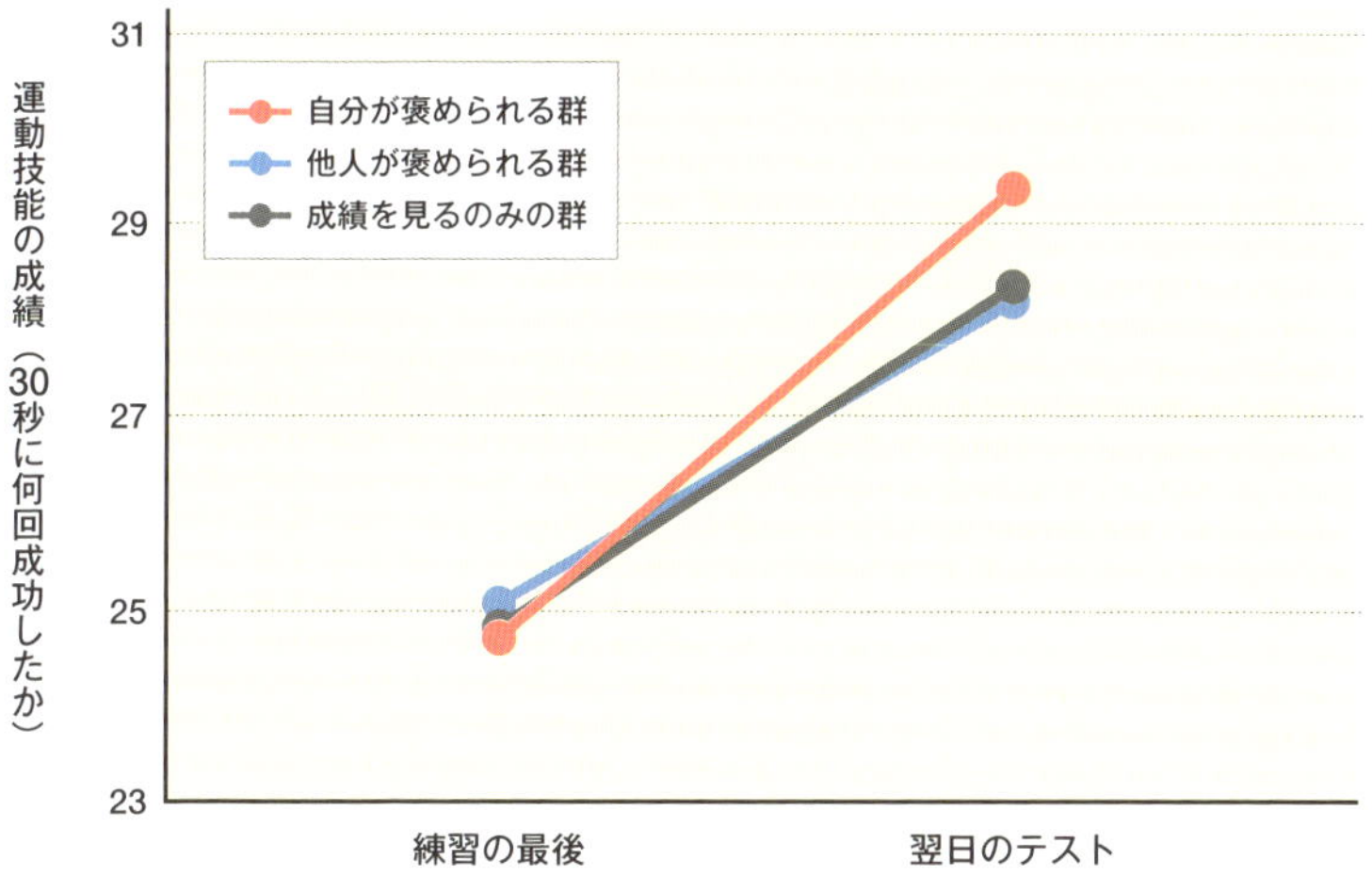
運動技能の成績（30秒に何回成功したか）
31
29
27
25
23
自分が褒められる群
他人が褒められる群
成績を見るのみの群
練習の最後
翌日のテスト

（出所：Sho K Sugawara,et al.PLos One.2012）

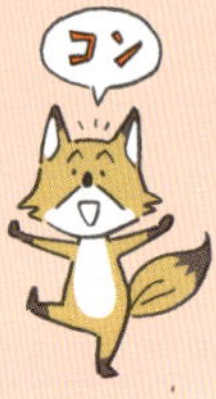

汚い言葉は心の痛みを弱める

「チクショー」で我慢が長続きし、痛みが小さくなる

ときには、「チクショー」「バカヤロウ」といった汚い言葉を使うことも脳のためになります。

イギリスのキール大学で、大学生67人に、5℃の冷水に手を入れてもらい、耐えられなくなったら水から手を出す、という研究が行われました。

このとき、一部の学生には、手を水につけながらののしりの言葉を言ってもらいました。すると、そうでない場合よりも冷水に手をつけている時間が長くなり、後で報告してもらった主観的な痛みの程度も小さかったことがわかりました。

これは、**汚い言葉を口にすることで興奮し、痛みを忘れることができるためではないかと考えられています。**

体の痛みだけでなく、心の痛みにも有効

そして汚い言葉を使う効果は、心の痛みの場合にも同様であることが別の実験からわかっています（左ページ参照）。

嫌なことがあって我慢をしなければいけないときなど、もちろん人に聞かれるのはよくありませんからひとりのときにこっそりと、ぜひ試してみてください。

口汚くののしったら痛みが軽減された

■ ニュージーランドのマッセー大学で、汚い言葉は心の痛みを小さくするかを調べる研究が行われた

大学生62人に過去に
仲間はずれにされた経験を
書き出してもらう

↓

2つのグループに分ける

チクショー

クソ野郎！

2分間口汚く
ののしり言葉を
叫んでもらう
グループ

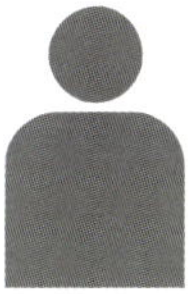

何もしない
グループ

↓

その後、仲間はずれにされた心の
痛みの程度を報告してもらうと、
**汚い言葉を叫んだ
グループのほうが心の痛みの
程度が小さくなっていた**

ただし
人を傷つけない
ように気をつけよう

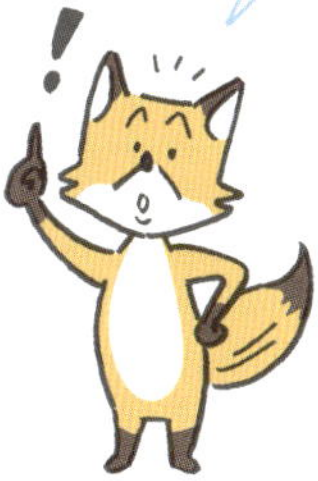

汚いののしりの言葉を言うことで体の痛みが小さくなることは別の研究で報告されているが（右ページ参照）、汚い言葉を使うことが仲間はずれにされた孤独のような社会的苦痛にも有効かを調べたもの。実際に心の痛みは小さくなった。

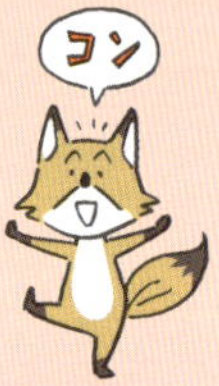

合言葉は「ワクワクするなぁ」

スポーツ選手がよく言う「ワクワクしています」の秘密

大きな大会に挑む直前のスポーツ選手が「ワクワクしています」と話しているのを聞いたことがないでしょうか。これは、もちろん心からそう言っている場合もあるでしょうが、自己暗示の意味合いも大いにあるでしょう。

ハーバード大学で行われた有名な研究があります。この研究ではスピーチをするといった緊張を引き起こす状況に被験者を置き、**一部の被験者にスピーチ前に「I am excited.（私はワクワクしている）」とセルフトークをするように指示しました。**すると「I am calm.（私は落ち着いている）」とセルフトークをしたグループより、いいパフォーマンスを披露できたといいます。

ポジティブに言い換えることで新しいことにどんどん挑戦を

不安なときは心臓がドキドキしますが、「興奮している」「ワクワクしている」と言葉に出すことでドキドキを興奮に置き換えてしまうのです。

脳のためには挑戦も大切ですが、新しいことは不安を感じることもあるもの。頭のなかが不安でいっぱいになったときは、「ワクワクするなぁ」という言葉を思い出して使ってみてください。

「不安」は言葉の力で「興奮」に置き換える

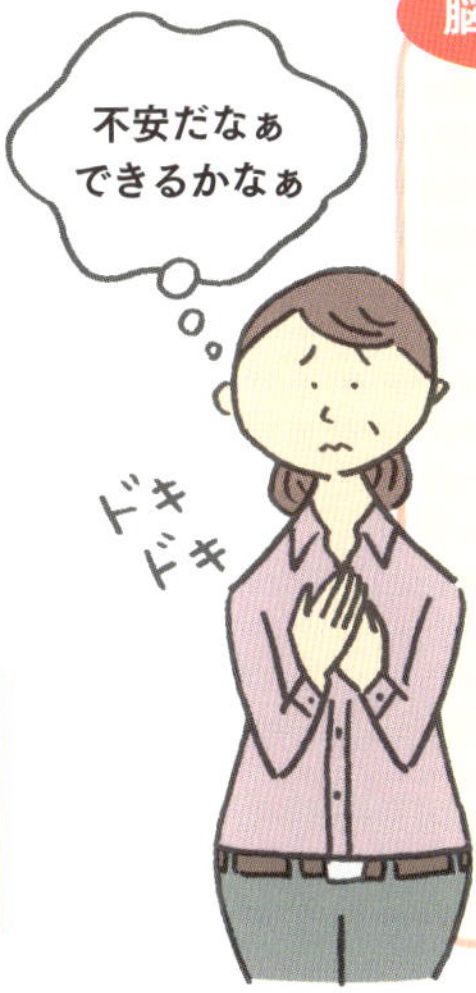
不安だなぁ
できるかなぁ
ドキドキ

脳内では

〝予測〟で不安がどんどん大きくなっていく

不安があるとき、「失敗したらどうしよう…」などと頭のなかでぐるぐると考えている状態が続きがち。それによってワーキングメモリも占拠され、頭の働きも悪くなってしまう。

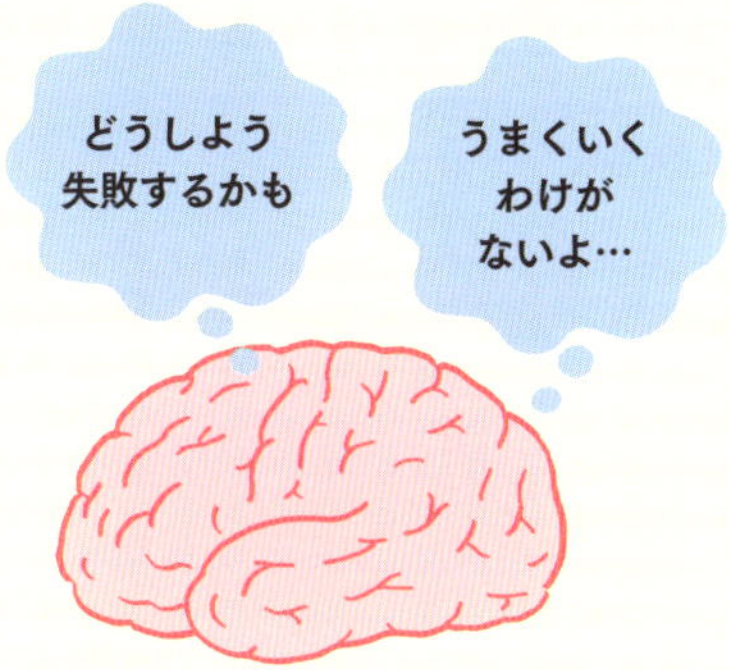
どうしよう
失敗するかも
うまくいく
わけが
ないよ…

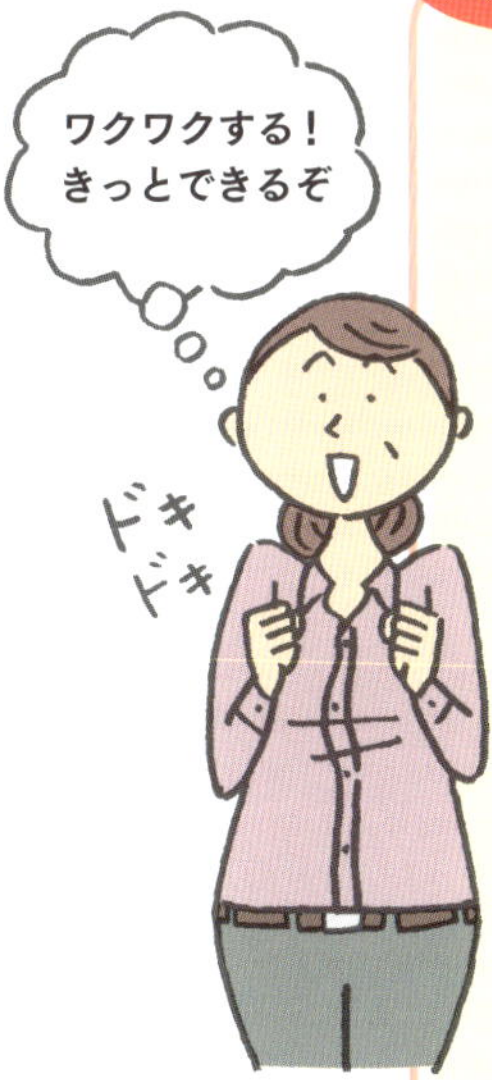
ワクワクする！
きっとできるぞ
ドキドキ

脳内では

言葉にだまされて不安が興奮に変化

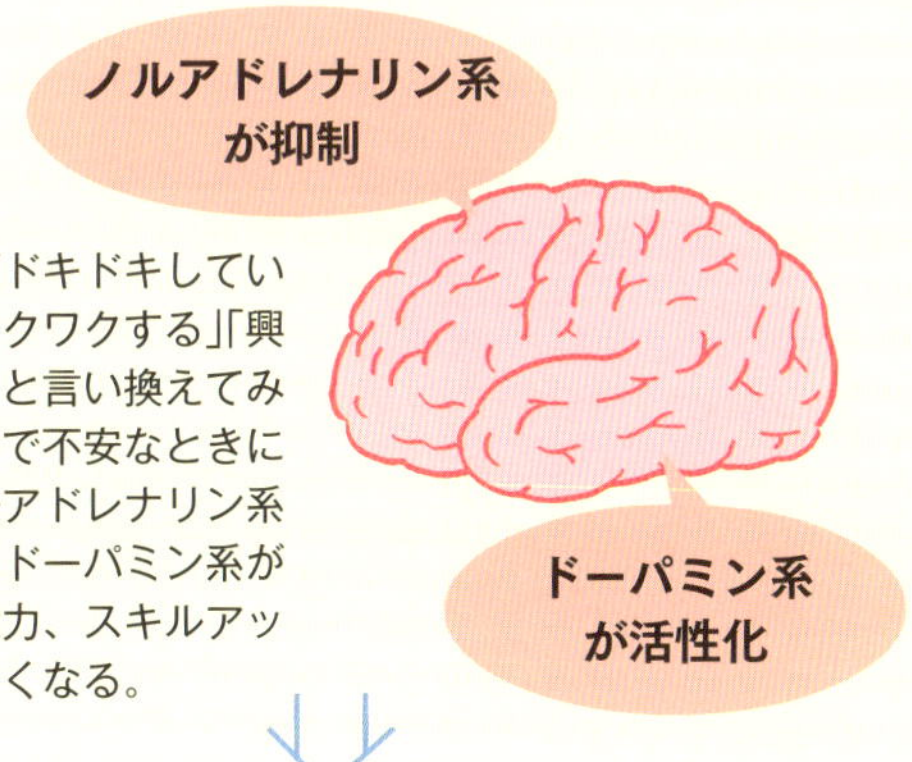
ノルアドレナリン系
が抑制
ドーパミン系
が活性化

不安で心臓がドキドキしている状態を、「ワクワクする」「興奮している」と言い換えてみる。それだけで不安なときに活動するノルアドレナリン系が抑制され、ドーパミン系が活性化。記憶力、スキルアップも起きやすくなる。

記憶力アップも期待できる

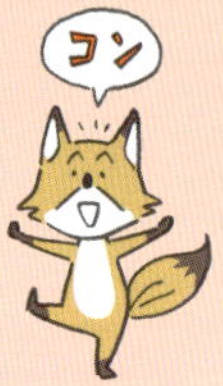

「もう歳だから」はNGワード

歳のせいにしていると能力が落ちるという研究も

何かあると「もう歳だから…」と言うのが口癖のようになってしまってはいないでしょうか。

歳のせいにしていろいろなことをあきらめてしまうのは、脳のためにもよくありません。**「年齢とともに記憶力が落ちる」と思い込んでいる人が記憶力テストを受けると、本来は加齢の影響を受けないテストまで成績が落ちてしまうという実験結果があるのです**。

「どうせできない」と思っていると本当にできなくなり、「やればできる」と思っていれば能力は伸びやすいことがわかっています。年齢のことを気にしないほうが脳にとっては得です。

年齢を言い訳にせず前向きに取り組めば脳は喜ぶ

8ページで説明したとおり、脳は加齢によって衰える機能がある一方で、伸びる機能もあります。**そして衰える機能もここまで紹介してきた習慣を実践すれば、衰えるスピードを緩やかにできる可能性があります**。

巻末の生活記録表をつけながら、毎日前向きに脳が喜ぶ習慣に取り組んでみてください。それが脳を若々しく保つことにつながります。

何歳でもやればできる！ できた自分を記録しよう

巻末の生活記録表に脳が喜ぶ生活ができたかどうかを記録してみよう。

記入例

- 家事をテキパキこなせた！
- 「氵（さんずい）」の漢字を考えながら散歩した！
- 自分のことを褒めることができた1日だった！
- 脳トレパズルを解いた！
- バイオリン教室に通い始めた！
- 今日も魚と野菜をきちんと食べられた！
- 町のボランティア活動に参加してきた！
- 歯科検診を受けてきた！
- 不安だったことを人に相談できた！

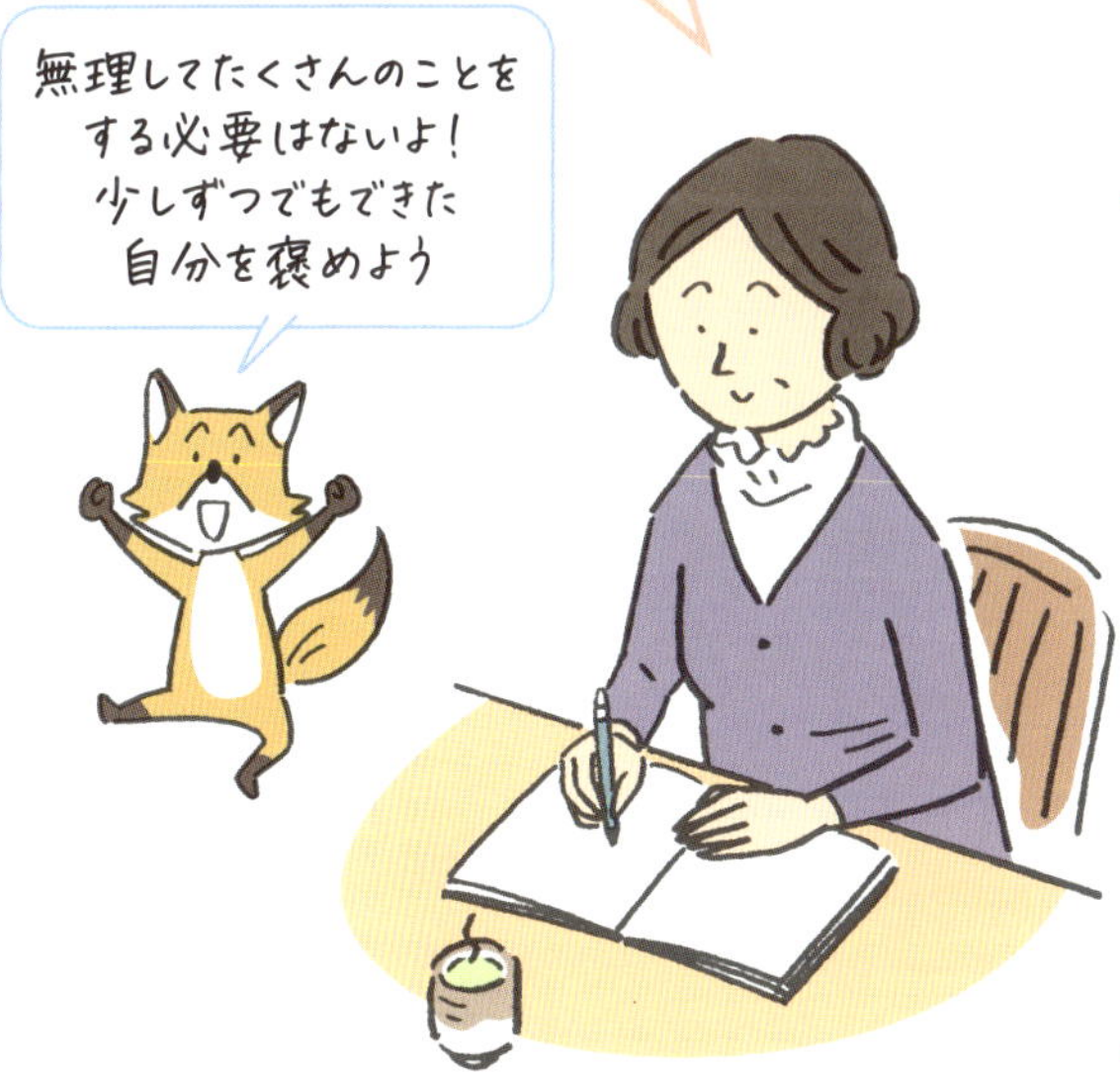
無理してたくさんのことをする必要はないよ！少しずつでもできた自分を褒めよう

生活記録表の書き方

- 運動や人との交流、趣味などの余暇活動が少しでもできた日は○を。
- 自由記入欄には、ここまで紹介してきた脳が喜ぶ習慣から、その日にできたことを上記の例のように書いてみよう。

月	運動 少しでもできた日は◯を	人との交流 少しでもできた日は◯を	趣味などの余暇活動 少しでもできた日は◯を	脳のためにできたことを自由に書きましょう
16 (　)	◯	◯	◯	
17 (　)	◯	◯	◯	
18 (　)	◯	◯	◯	
19 (　)	◯	◯	◯	
20 (　)	◯	◯	◯	
21 (　)	◯	◯	◯	
22 (　)	◯	◯	◯	
23 (　)	◯	◯	◯	
24 (　)	◯	◯	◯	
25 (　)	◯	◯	◯	
26 (　)	◯	◯	◯	
27 (　)	◯	◯	◯	
28 (　)	◯	◯	◯	
29 (　)	◯	◯	◯	
30 (　)	◯	◯	◯	
31 (　)	◯	◯	◯	

▼生活記録表

月	運動 少しでもできた日は○を	人との交流 少しでもできた日は○を	趣味などの余暇活動 少しでもできた日は○を	脳のためにできたことを自由に書きましょう
1 (　)	○	○	○	
2 (　)	○	○	○	
3 (　)	○	○	○	
4 (　)	○	○	○	
5 (　)	○	○	○	
6 (　)	○	○	○	
7 (　)	○	○	○	
8 (　)	○	○	○	
9 (　)	○	○	○	
10 (　)	○	○	○	
11 (　)	○	○	○	
12 (　)	○	○	○	
13 (　)	○	○	○	
14 (　)	○	○	○	
15 (　)	○	○	○	

小さなことでもいいから、できたことを記録しよう

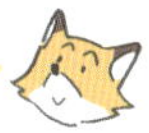

月	運動 少しでもできた日は○を	人との交流 少しでもできた日は○を	趣味などの余暇活動 少しでもできた日は○を	脳のためにできたことを自由に書きましょう
16 (　)				
17 (　)				
18 (　)				
19 (　)				
20 (　)				
21 (　)				
22 (　)				
23 (　)				
24 (　)				
25 (　)				
26 (　)				
27 (　)				
28 (　)				
29 (　)				
30 (　)				
31 (　)				

▼生活記録表

月	運動 少しでもできた日は○を	人との交流 少しでもできた日は○を	趣味などの余暇活動 少しでもできた日は○を	脳のためにできたことを自由に書きましょう
1 (　)	○	○	○	
2 (　)	○	○	○	
3 (　)	○	○	○	
4 (　)	○	○	○	
5 (　)	○	○	○	
6 (　)	○	○	○	
7 (　)	○	○	○	
8 (　)	○	○	○	
9 (　)	○	○	○	
10 (　)	○	○	○	
11 (　)	○	○	○	
12 (　)	○	○	○	
13 (　)	○	○	○	
14 (　)	○	○	○	
15 (　)	○	○	○	

頑張った自分をいっぱい褒めてあげてね！

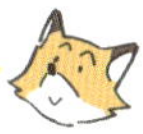

監修 篠原菊紀（しのはら・きくのり）

脳科学・健康教育学者。公立諏訪東京理科大学特任教授（応用健康科学、脳科学）。人システム研究所所長。長野県茅野市出身、茅野市縄文ふるさと大使。「学習しているとき」「運動しているとき」「遊んでいるとき」など日常的な場面での脳活動を研究している。テレビ、ラジオ、書籍などの著述、解説、実験を多数務める。監修に『脳がみるみる若返る　脳トレ思い出しクイズスペシャル』（小社刊）など多数。

参考文献

篠原菊紀監修『簡単・楽しい・若返る！何歳からでも間に合う 脳を鍛える方法』（徳間書店）
篠原菊紀監修『集中力、記憶力、メンタルが強くなる！脳の鍛え方見るだけノート』（宝島社）
篠原菊紀監修『マンガでわかる 脳と心の科学』（池田書店）
篠原菊紀著『「すぐにやる脳」に変わる37の習慣』（KADOKAWA）
篠原菊紀著『「しなやか脳」でストレスを消す技術』（幻冬舎）
「あたまとからだを元気にする　MCIハンドブック」（国立研究開発法人　国立長寿医療研究センター）

STAFF

本文イラスト…中村知史
本文デザイン…伊藤悠
校正…渡邉郁夫
編集協力…根橋明日美、オフィス201（奥村典子）
編集担当…ナツメ出版企画（梅津愛美）

脳《のう》が喜《よろこ》ぶ9つの習慣《しゅうかん》　老化《ろうか》を予防《よぼう》し若返《わかがえ》る！

2025年5月7日　初版発行

監修者　篠原菊紀《しのはらきくのり》

発行者　田村正隆
発行所　株式会社ナツメ社
東京都千代田区神田神保町1-52　ナツメ社ビル1F（〒101-0051）
電話 03-3291-1257（代表）　FAX 03-3291-5761
振替 00130-1-58661
制　作　ナツメ出版企画株式会社
東京都千代田区神田神保町1-52　ナツメ社ビル3F（〒101-0051）
電話 03-3295-3921（代表）
印刷所　ラン印刷社

ISBN978-4-8163-7709-9